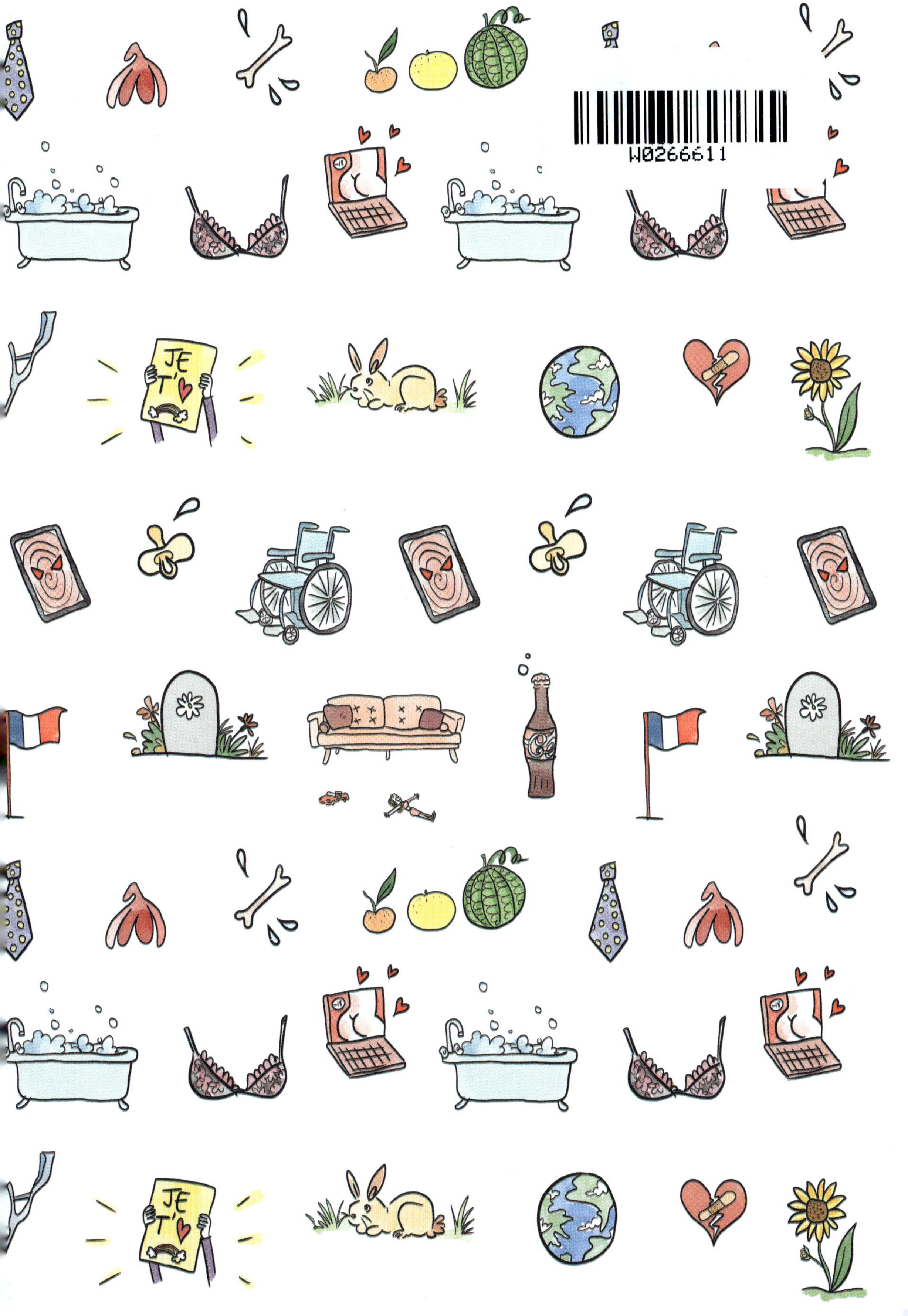
JE T'

Marinette

20 histoires sur la vie

un livre de Marie Papillon

dessiné par Blanche Sabbah

Marinette

20 histoires sur la vie

un livre de Marie Papillon

dessiné par Blanche Sabbah

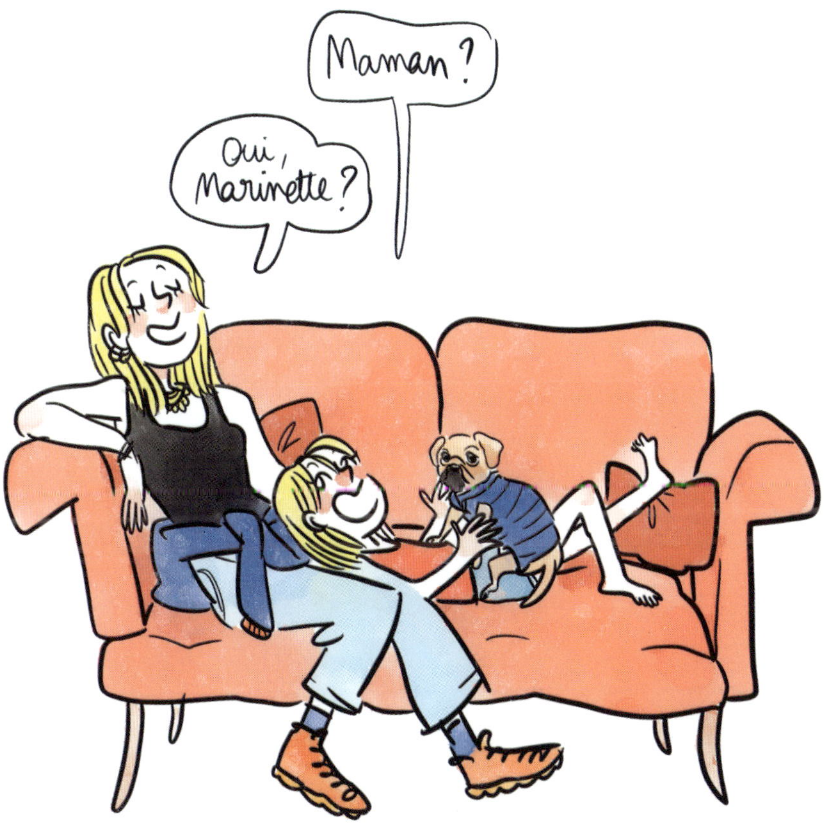

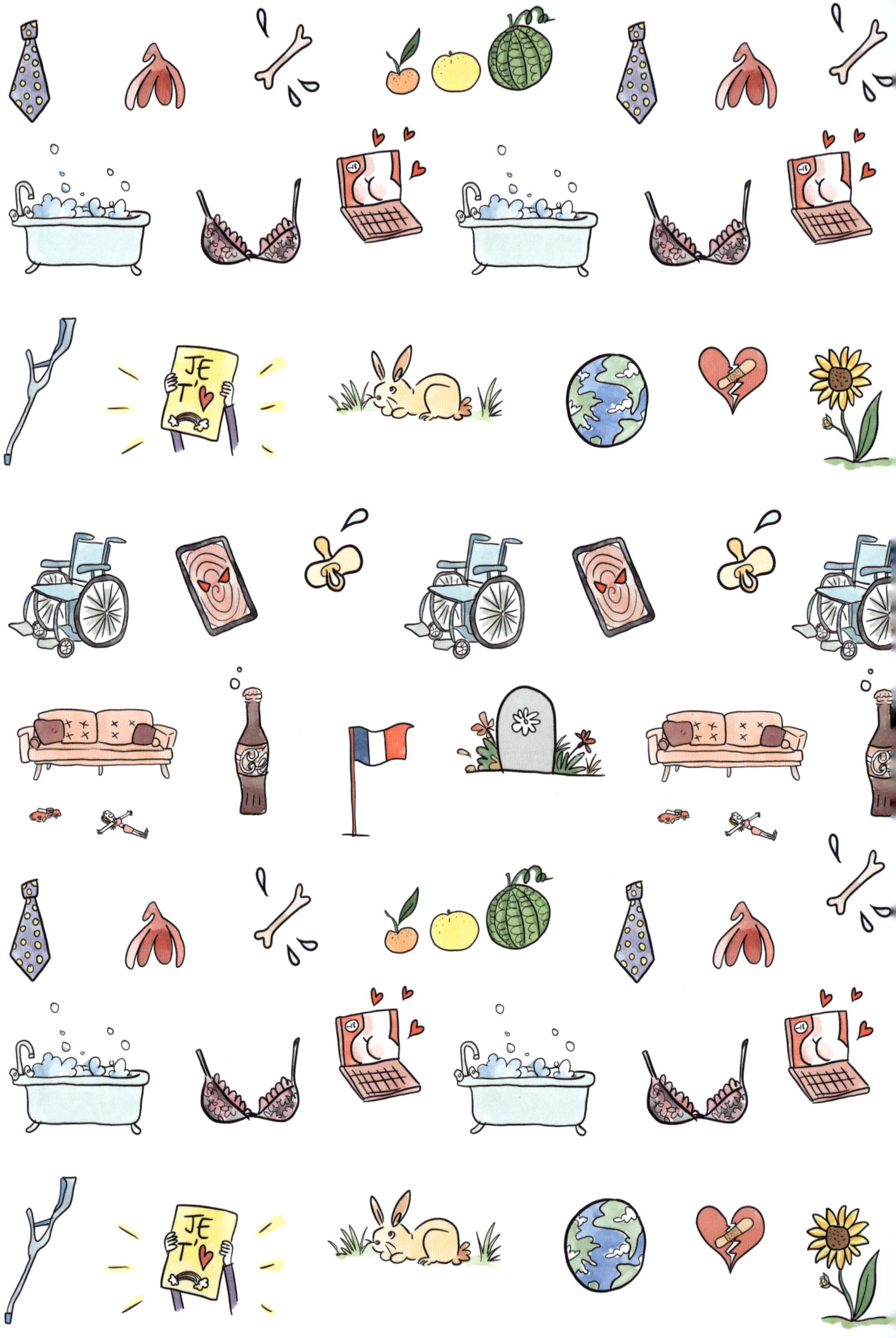
JE
T'

SOMMAIRE

PRÉFACE

Pourquoi certains sujets sont-ils tabous entre adultes et enfants ?
De quoi a-t-on peur ? D'être embarrassés par nos émotions ?
De mal expliquer ? D'en dire trop ou pas assez ?
Est-ce que, en fin de compte, les « trucs de grands » ne sont pas beaucoup plus simples dans l'esprit des enfants ? Pourquoi chercher à tout prix « les mots justes » alors que, juste des mots suffisent ?

J'ai voulu écrire *Marinette* pour créer un moment de partage et d'échange, pour nous filer un petit coup de pouce et ouvrir une discussion sur des sujets pas toujours faciles à aborder.
Qu'on les maîtrise ou non, l'essentiel c'est d'en parler.
En parler pour ouvrir les consciences sur ce qui nous entoure, accepter la différence et respecter les autres pour leurs choix ou leurs modes de vie. Pour qu'un jour, peut-être, il n'y ait plus de sujets tabous.
Vous y trouverez des thèmes qui me tenaient à cœur et que j'ai, grâce au talent de Blanche Sabbah, tenté de mettre en lumière avec bienveillance, humour et avec pour objectif principal : la transmission. Car le but de cet ouvrage n'est pas d'être moralisateur, mais au contraire (je l'espère) rempli d'humanité, de poésie et parfois d'absurdités...

À mes parents qui ont toujours pris le temps d'essayer de répondre à mes nombreuses questions. Et surtout à ma mère et son (fichu) dictionnaire jamais très loin d'elle.

Gros bisous,
Marinette

L'habit

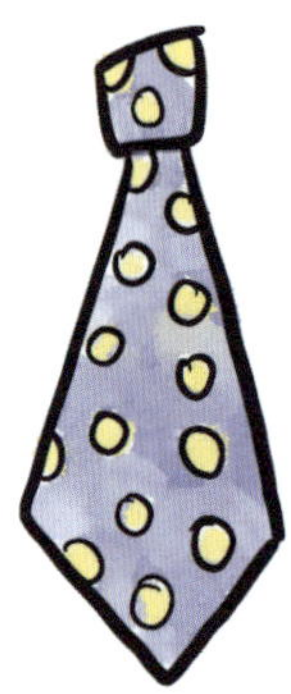

Marie [illegible]

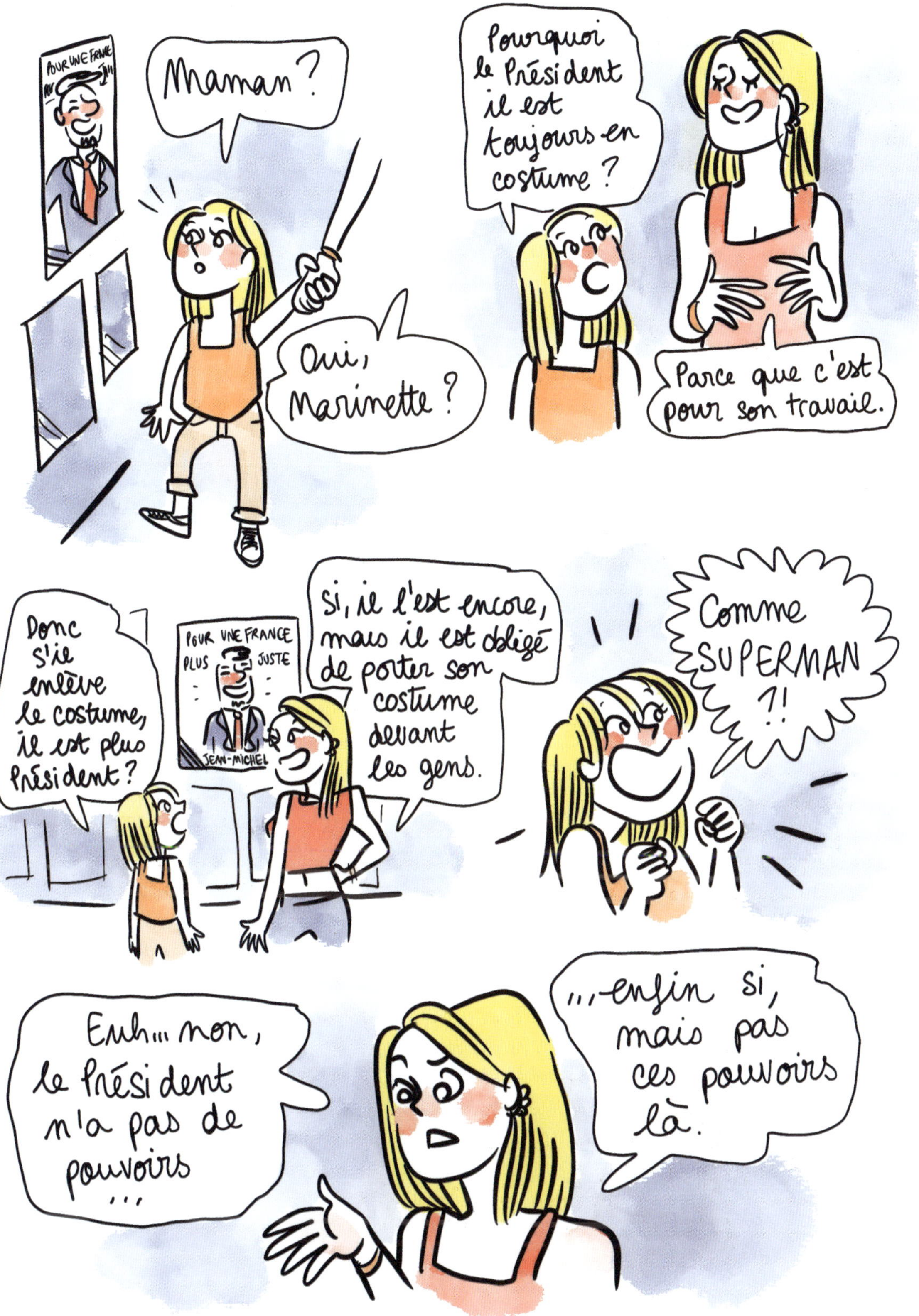
POUR UNE FRANCE
Maman ?
Oui, Marinette ?
Pourquoi le Président il est toujours en costume ?
Parce que c'est pour son travail.
Donc s'il enlève le costume, il est plus Président ?
POUR UNE FRANCE PLUS JUSTE
JEAN-MICHEL
Si, il l'est encore, mais il est obligé de porter son costume devant les gens.
Comme SUPERMAN ?!
Euh... non, le Président n'a pas de pouvoirs...
...enfin si, mais pas ces pouvoirs là.

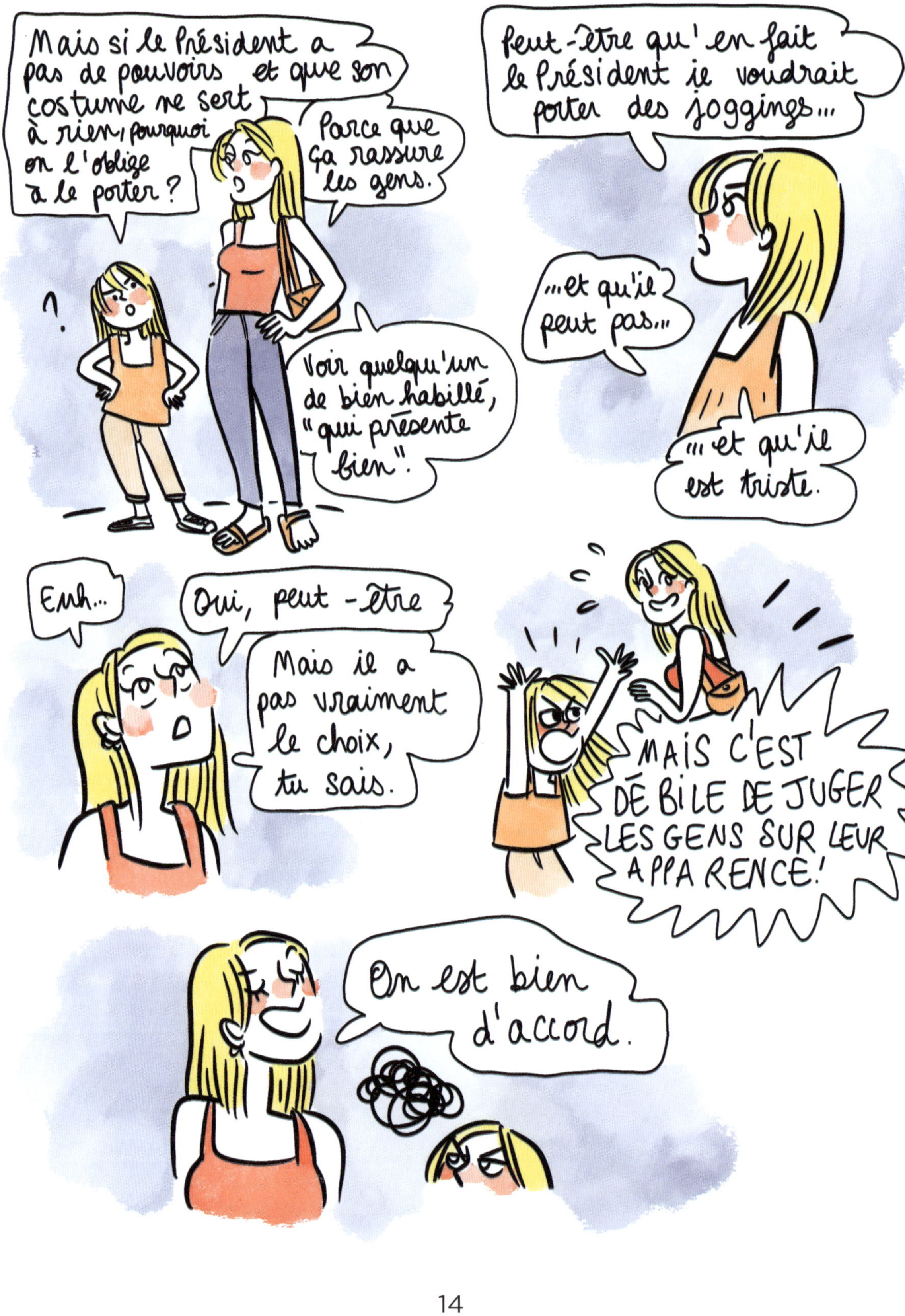
Mais si le Président a pas de pouvoirs et que son costume ne sert à rien, pourquoi on l'oblige à le porter ?
Parce que ça rassure les gens.
Voir quelqu'un de bien habillé, "qui présente bien".
Peut-être qu'en fait le Président il voudrait porter des joggings...
...et qu'il peut pas...
...et qu'il est triste.
Euh...
Oui, peut-être
Mais il a pas vraiment le choix, tu sais.
MAIS C'EST DÉBILE DE JUGER LES GENS SUR LEUR APPARENCE !
On est bien d'accord.

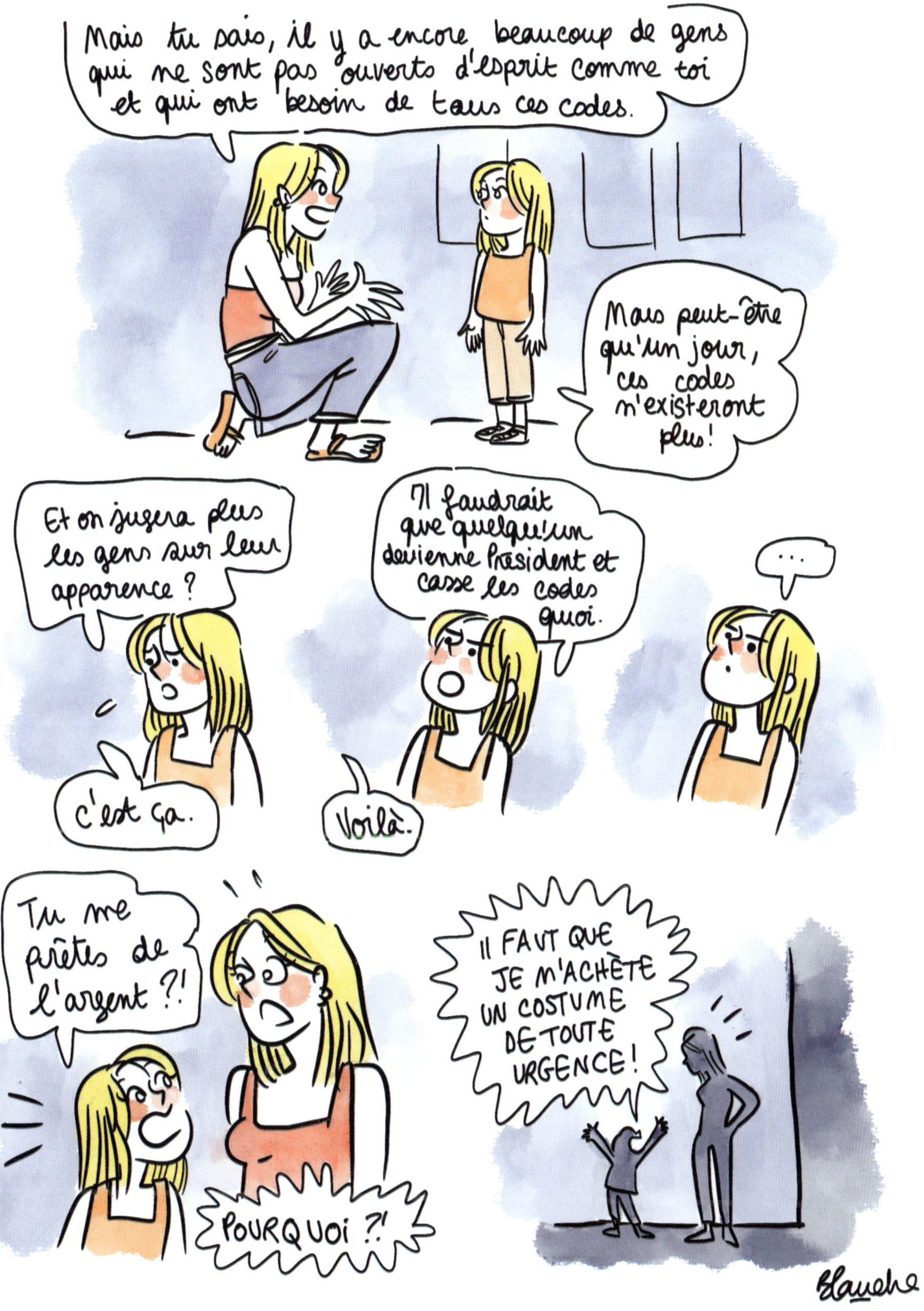
Mais tu sais, il y a encore beaucoup de gens qui ne sont pas ouverts d'esprit comme toi et qui ont besoin de tous ces codes.
Mais peut-être qu'un jour, ces codes n'existeront plus !
Et on jugera plus les gens sur leur apparence ?
C'est ça.
Il faudrait que quelqu'un devienne Président et casse les codes quoi.
Voilà.
...
Tu me prêtes de l'argent ?!
POURQUOI ?!
IL FAUT QUE JE M'ACHÈTE UN COSTUME DE TOUTE URGENCE !
Blanche

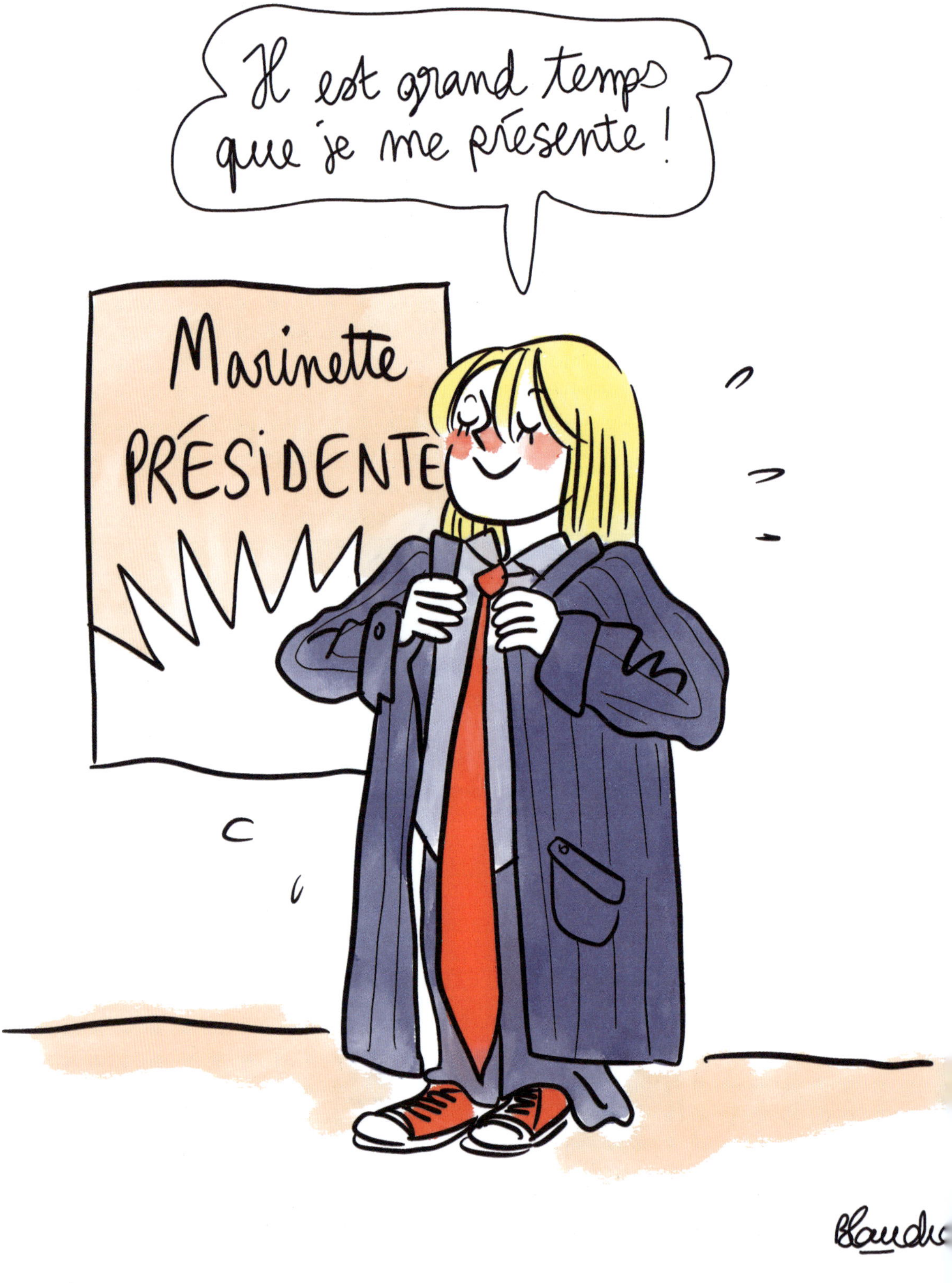
Il est grand temps que je me présente !
Marinette PRÉSIDENTE
Blanche

Les homophobes.

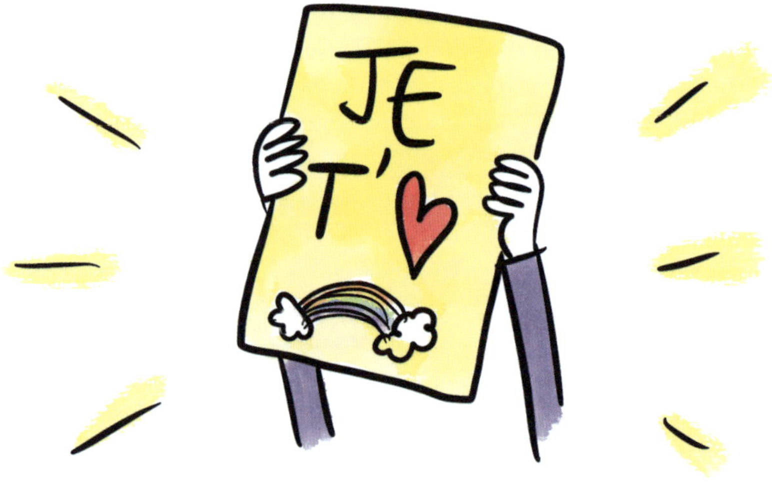

Marie

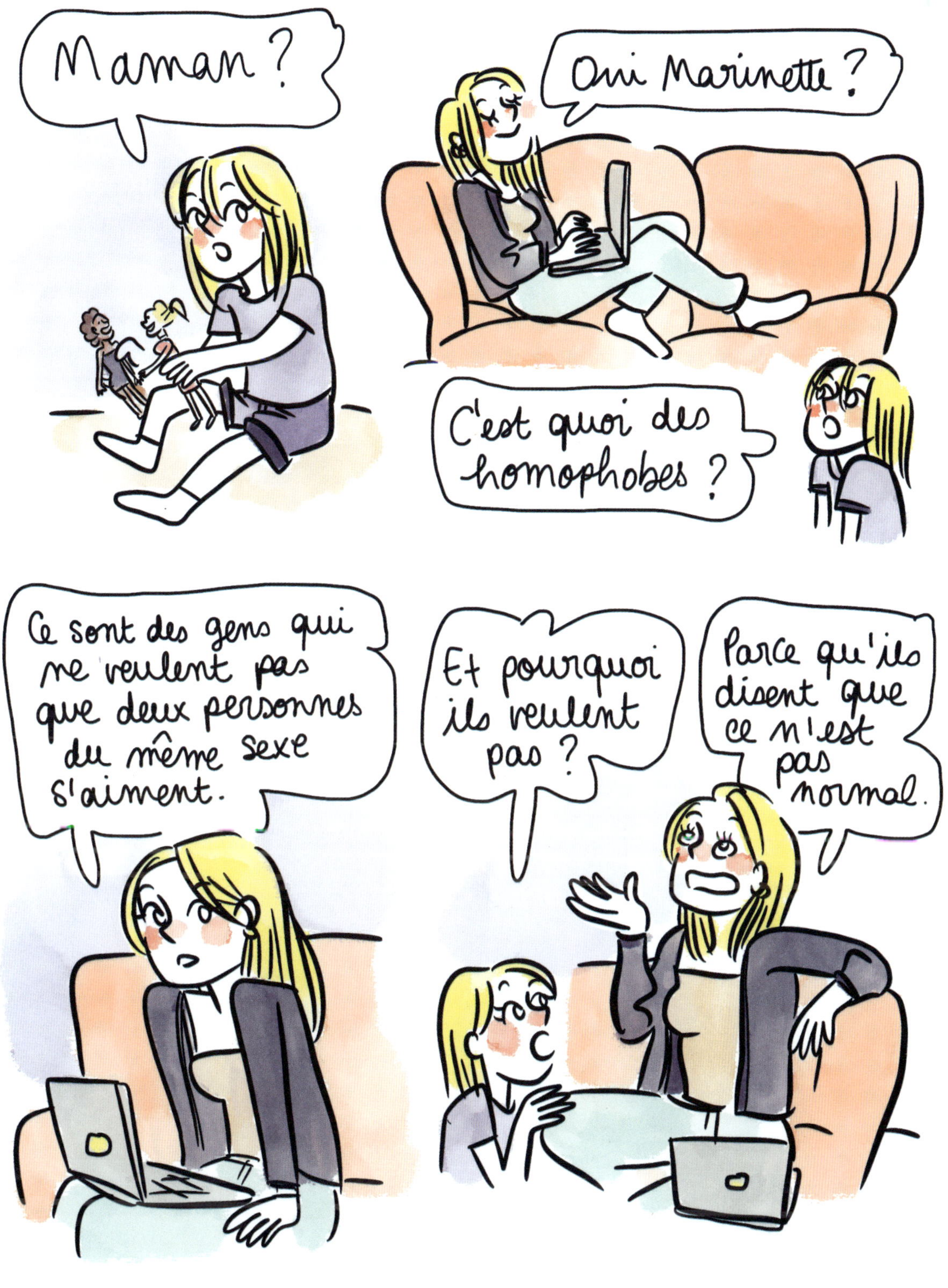
Maman ?
Oui Marinette ?
C'est quoi des homophobes ?
Ce sont des gens qui ne veulent pas que deux personnes du même sexe s'aiment.
Et pourquoi ils veulent pas ?
Parce qu'ils disent que ce n'est pas normal.

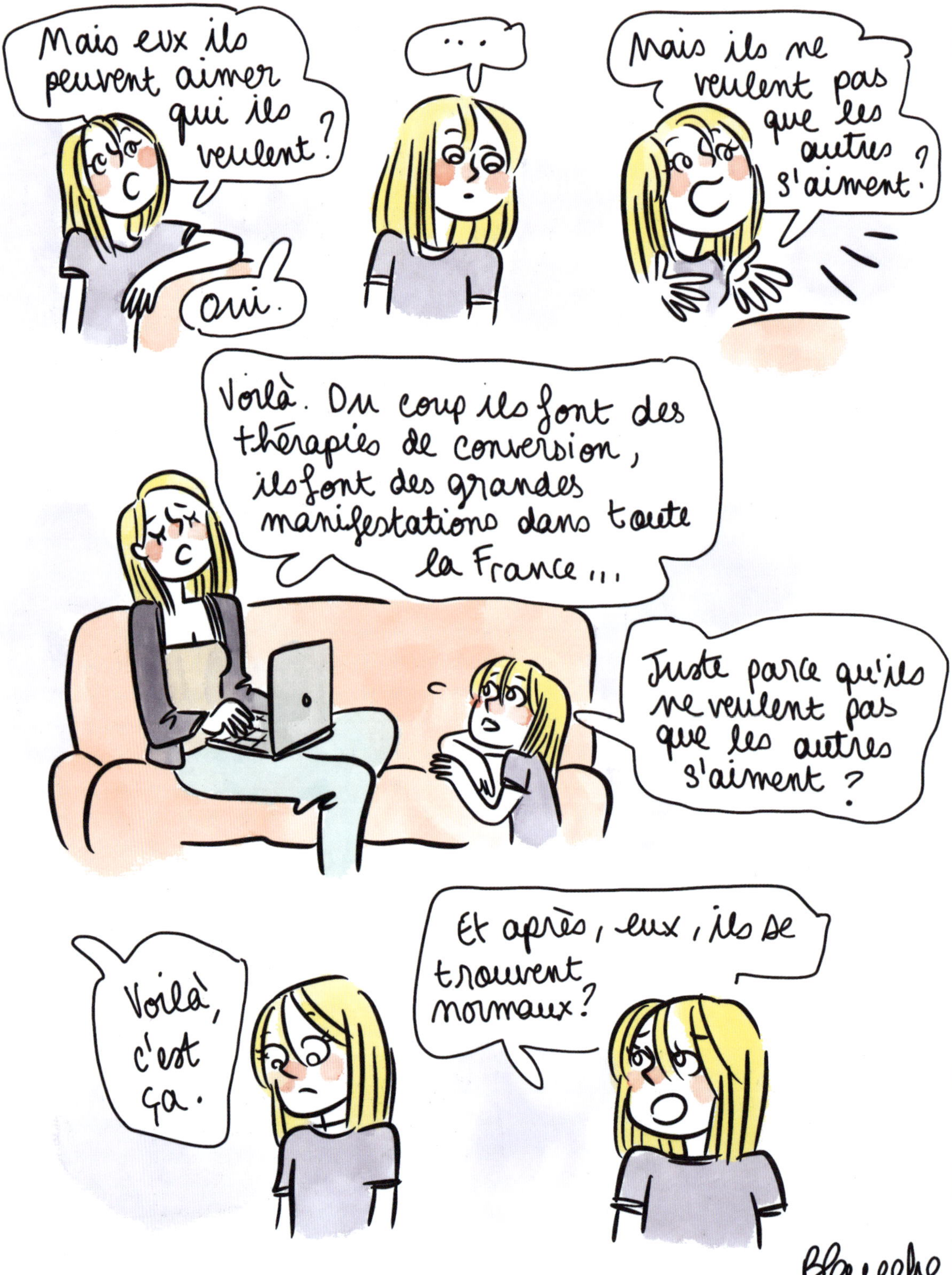
Mais eux ils peuvent aimer qui ils veulent ?
Oui.
...
Mais ils ne veulent pas que les autres s'aiment ?
Voilà. Du coup ils font des thérapies de conversion, ils font des grandes manifestations dans toute la France...
Juste parce qu'ils ne veulent pas que les autres s'aiment ?
Et après, eux, ils se trouvent normaux ?
Voilà, c'est ça.
Blanche

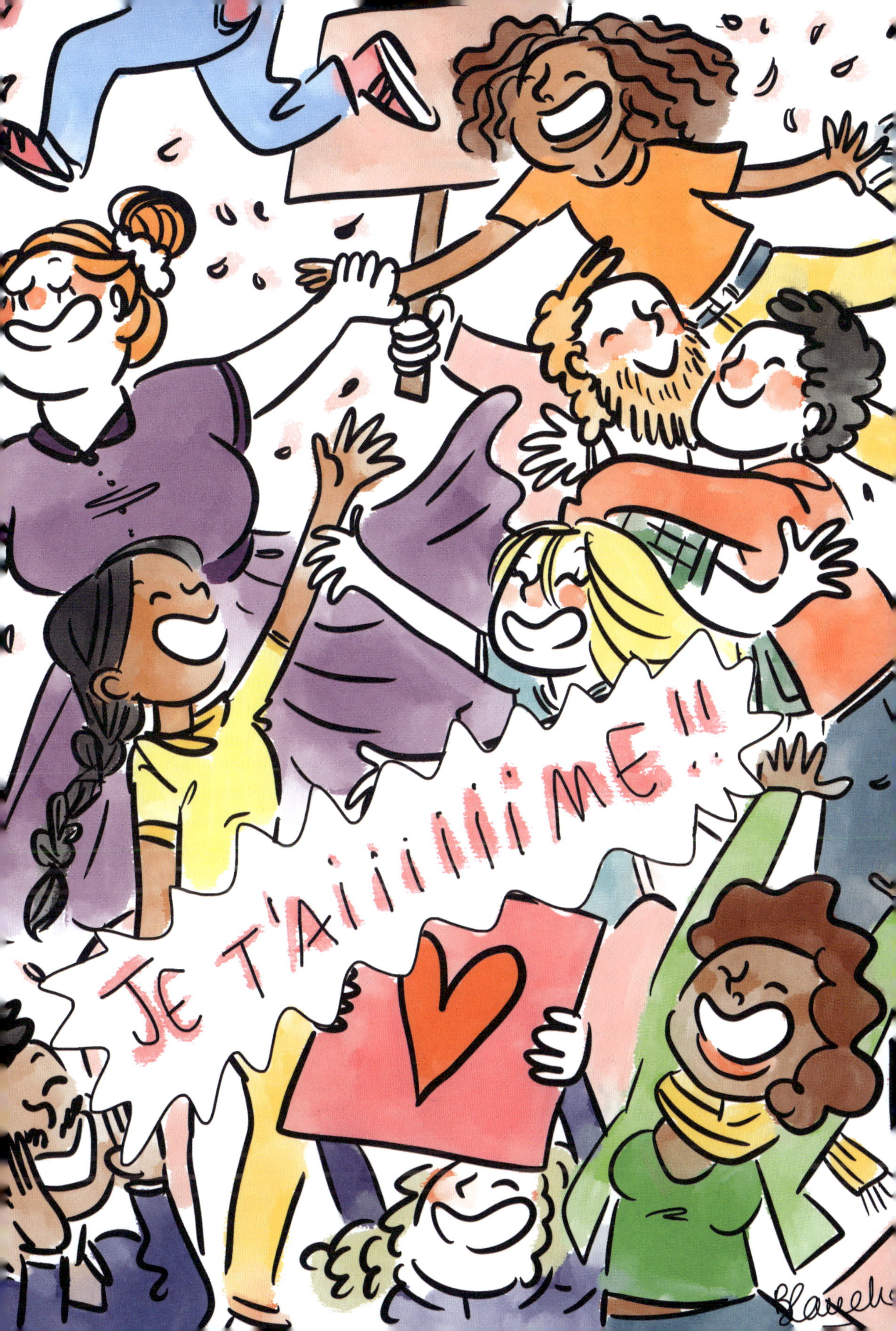
JE T'Aiiiiiime !!

Le genre

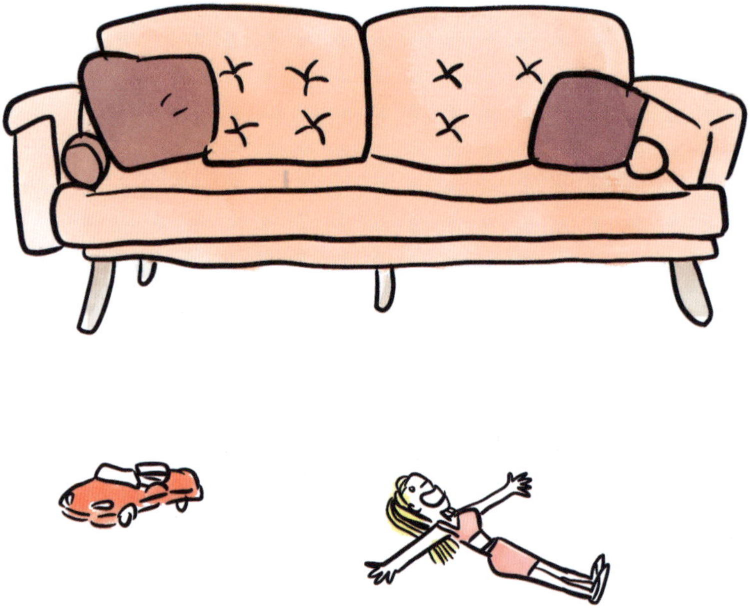

Marie

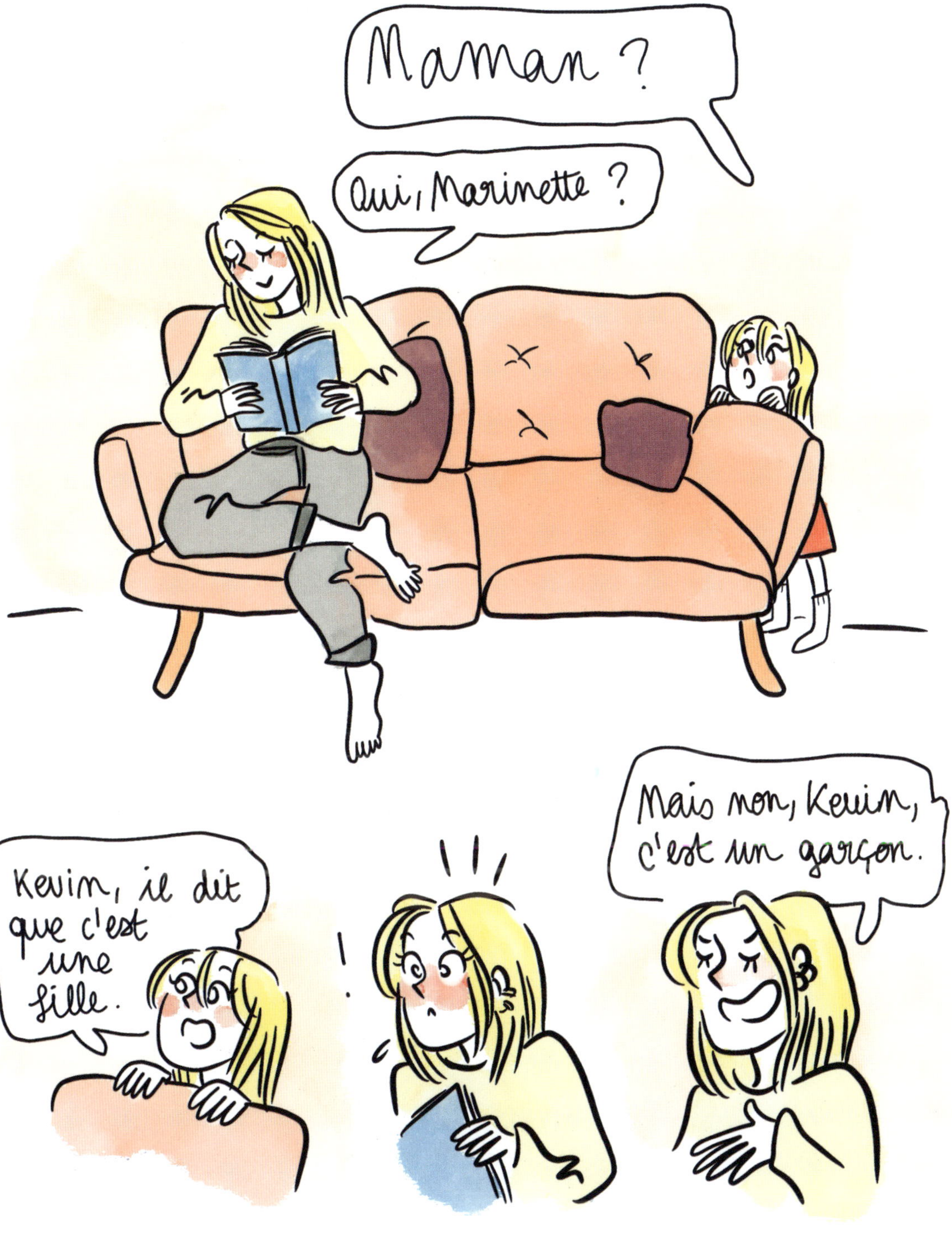

Maman ?
Oui, Marinette ?
Kevin, il dit que c'est une fille.
!
Mais non, Kevin, c'est un garçon.

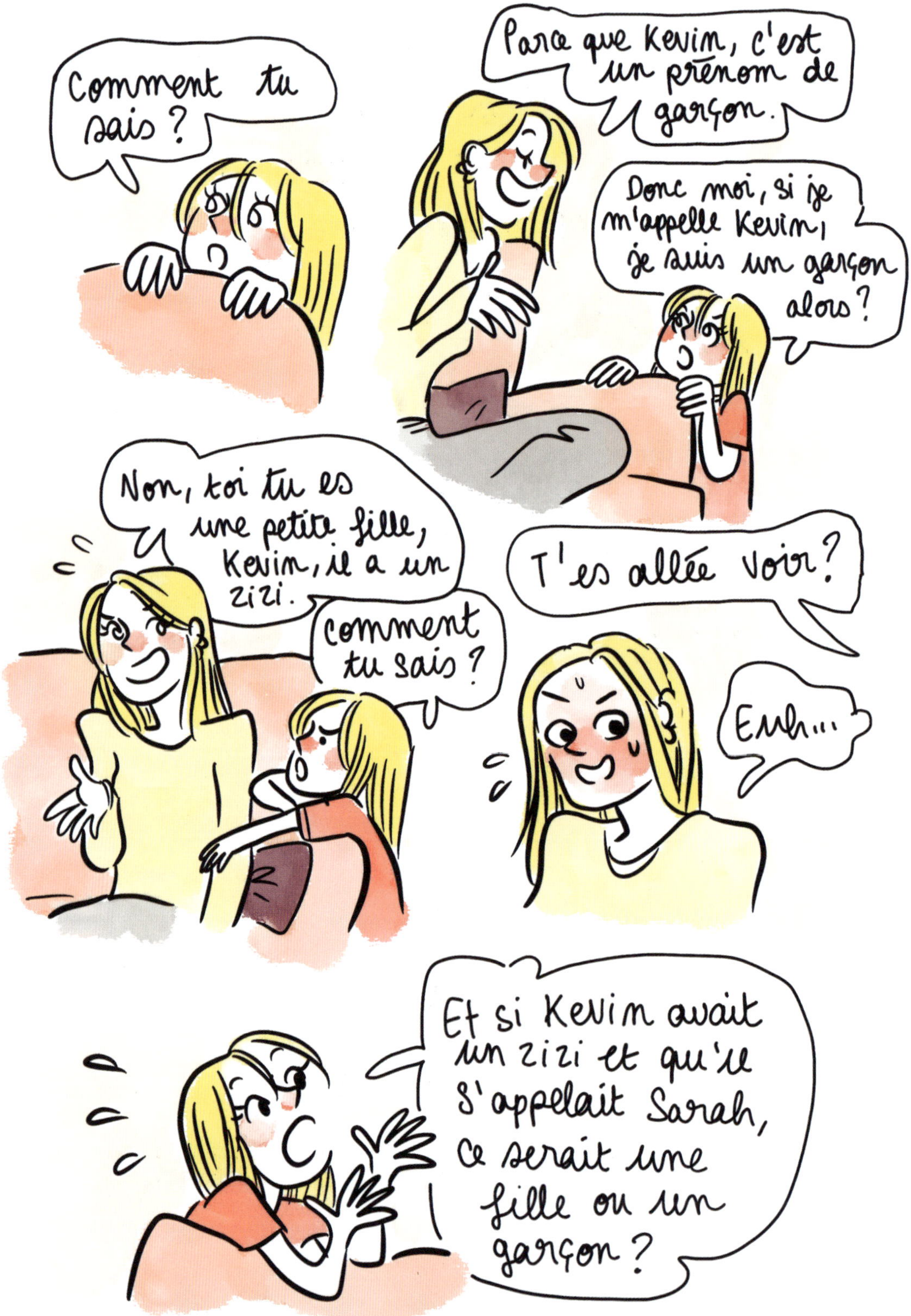
Comment tu sais ?
Parce que Kevin, c'est un prénom de garçon.
Donc moi, si je m'appelle Kevin, je suis un garçon alors ?
Non, toi tu es une petite fille, Kevin, il a un zizi.
Comment tu sais ?
T'es allée voir ?
Euh...
Et si Kevin avait un zizi et qu'il s'appelait Sarah, ce serait une fille ou un garçon ?

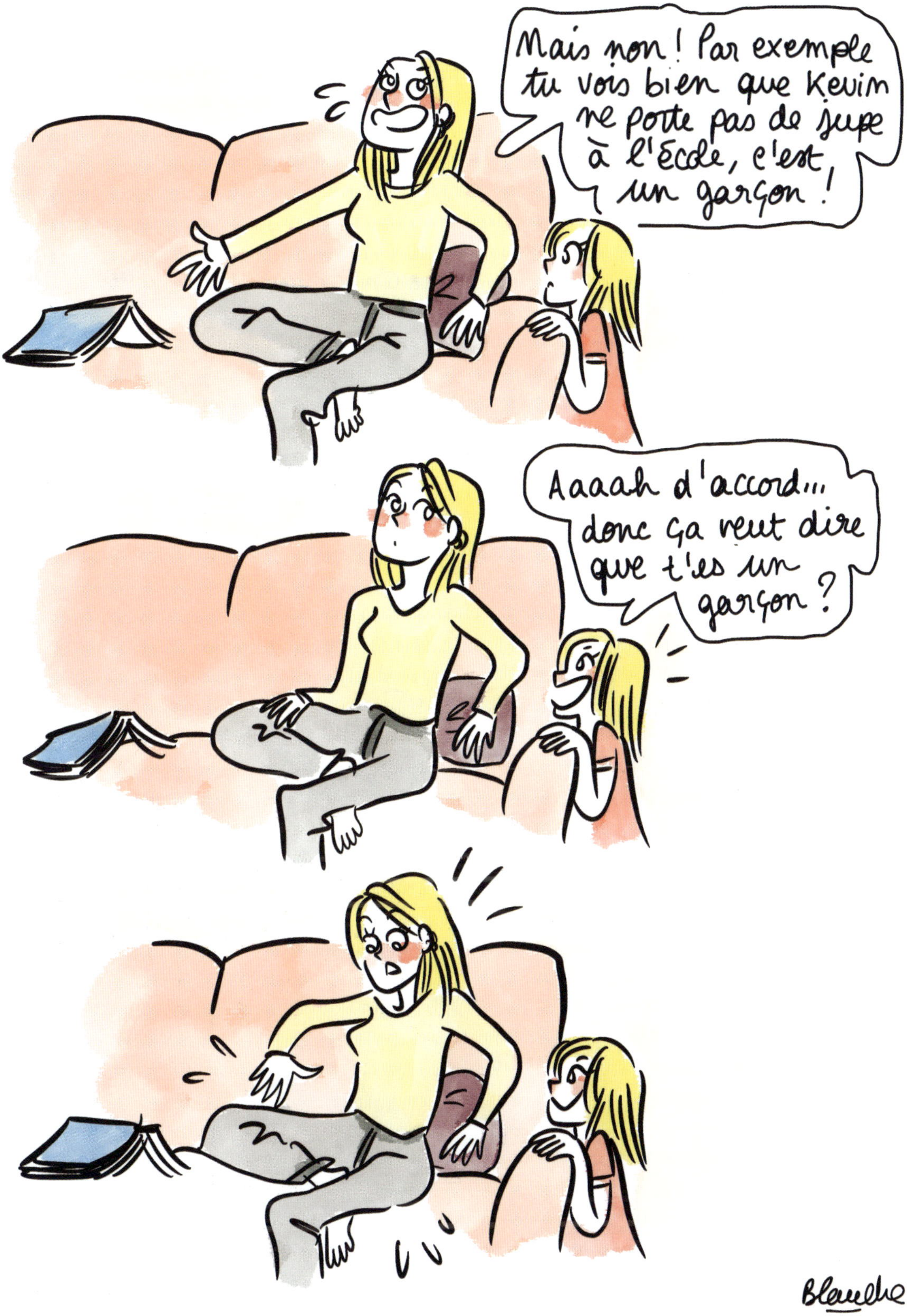
Mais non ! Par exemple tu vois bien que Kevin ne porte pas de jupe à l'école, c'est un garçon !
Aaaah d'accord... donc ça veut dire que t'es un garçon ?
Blanche

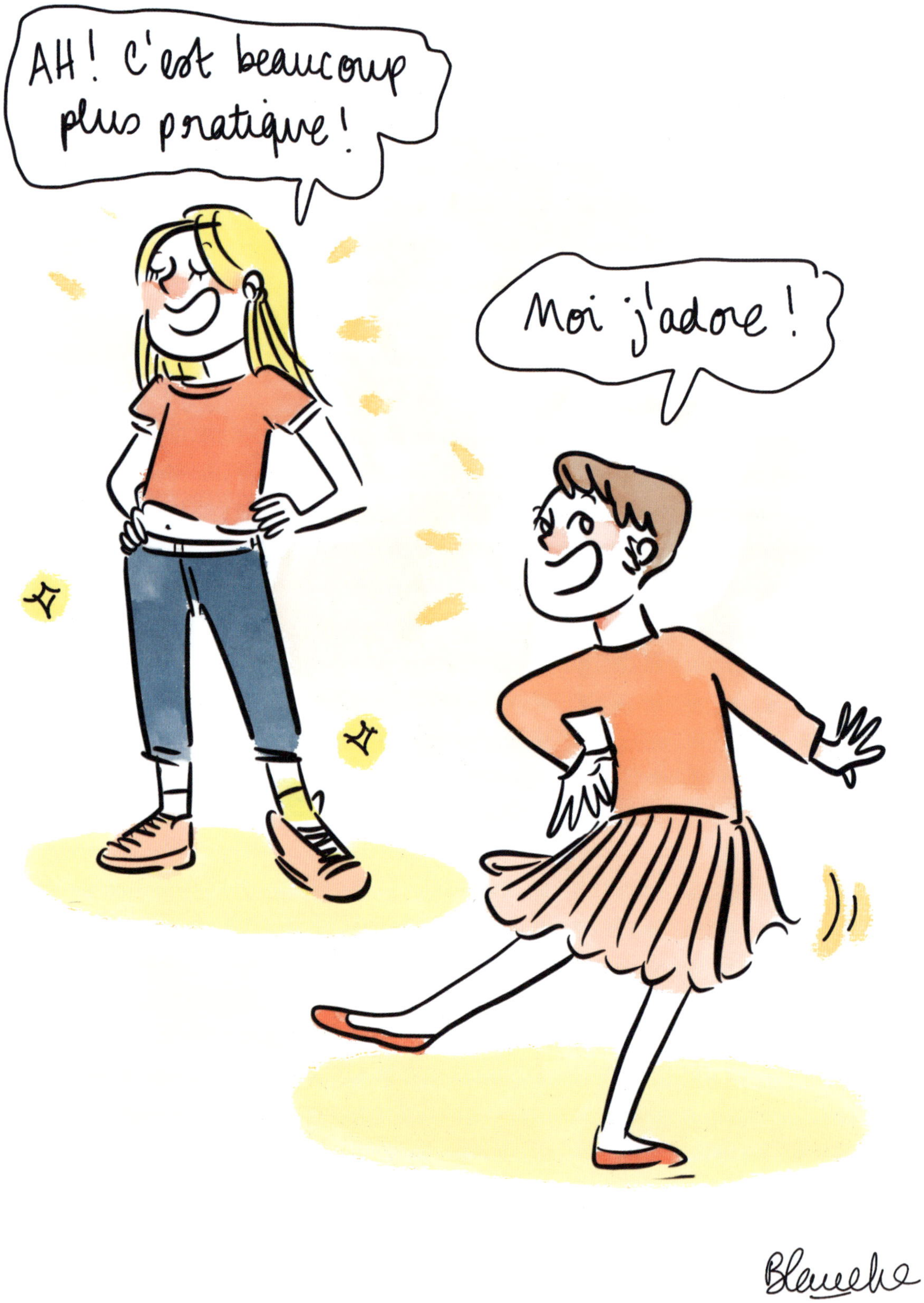
AH ! C'est beaucoup plus pratique !
Moi j'adore !
Blanche

Le handicap

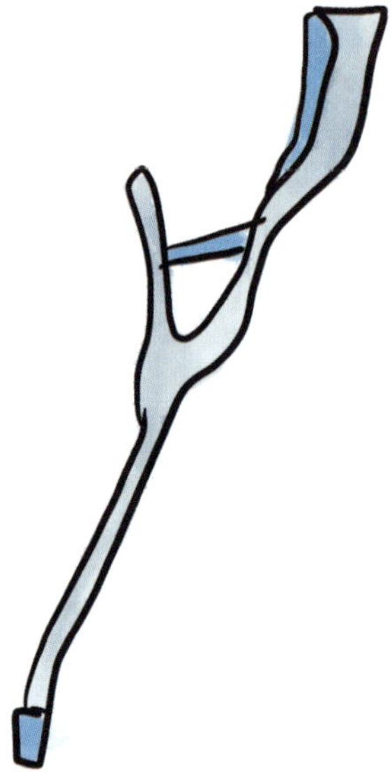

Marie [signature]

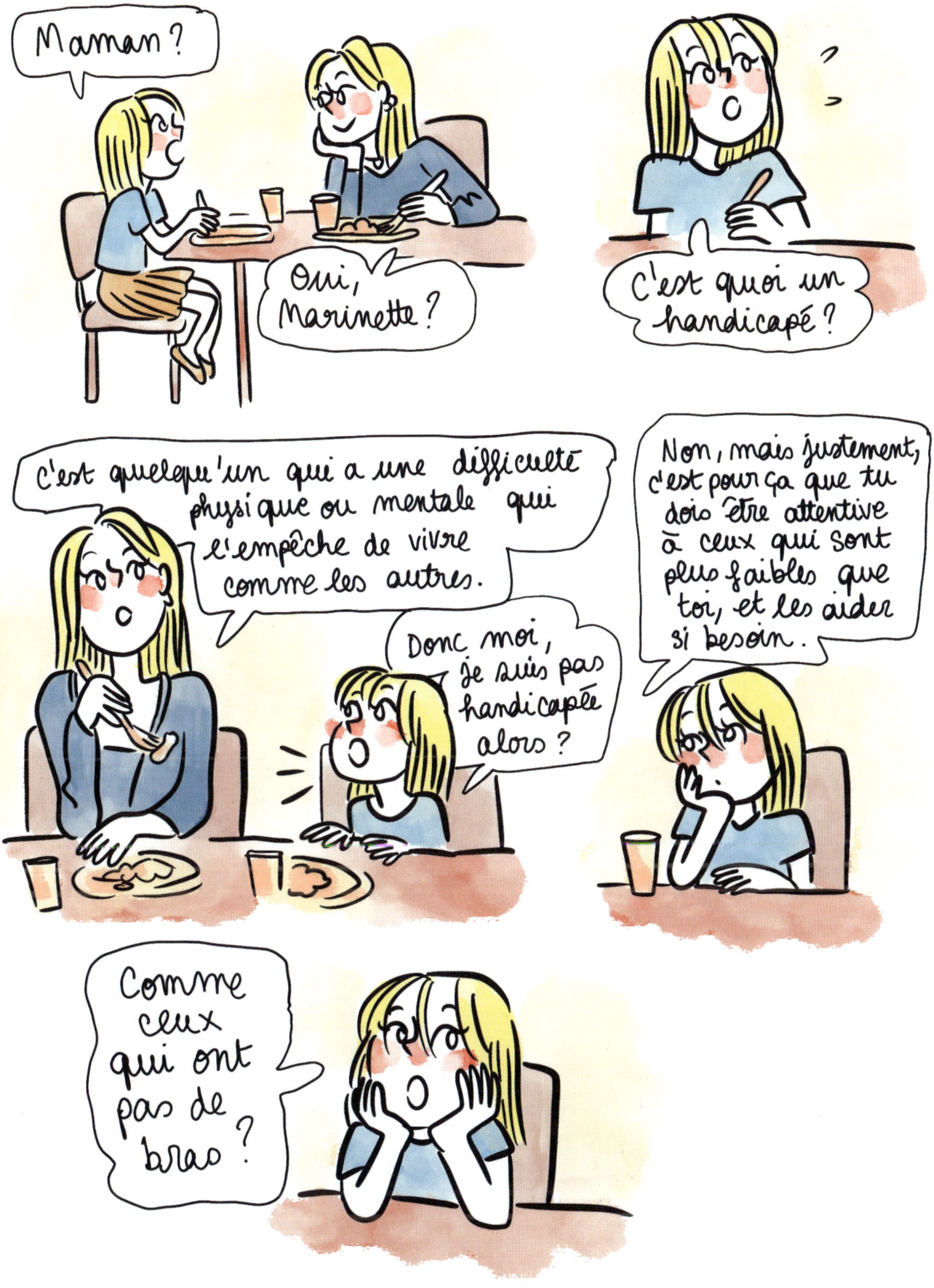

Maman ?
Oui, Marinette ?
C'est quoi un handicapé ?
C'est quelqu'un qui a une difficulté physique ou mentale qui l'empêche de vivre comme les autres.
Donc moi, je suis pas handicapée alors ?
Non, mais justement, c'est pour ça que tu dois être attentive à ceux qui sont plus faibles que toi, et les aider si besoin.
Comme ceux qui ont pas de bras ?

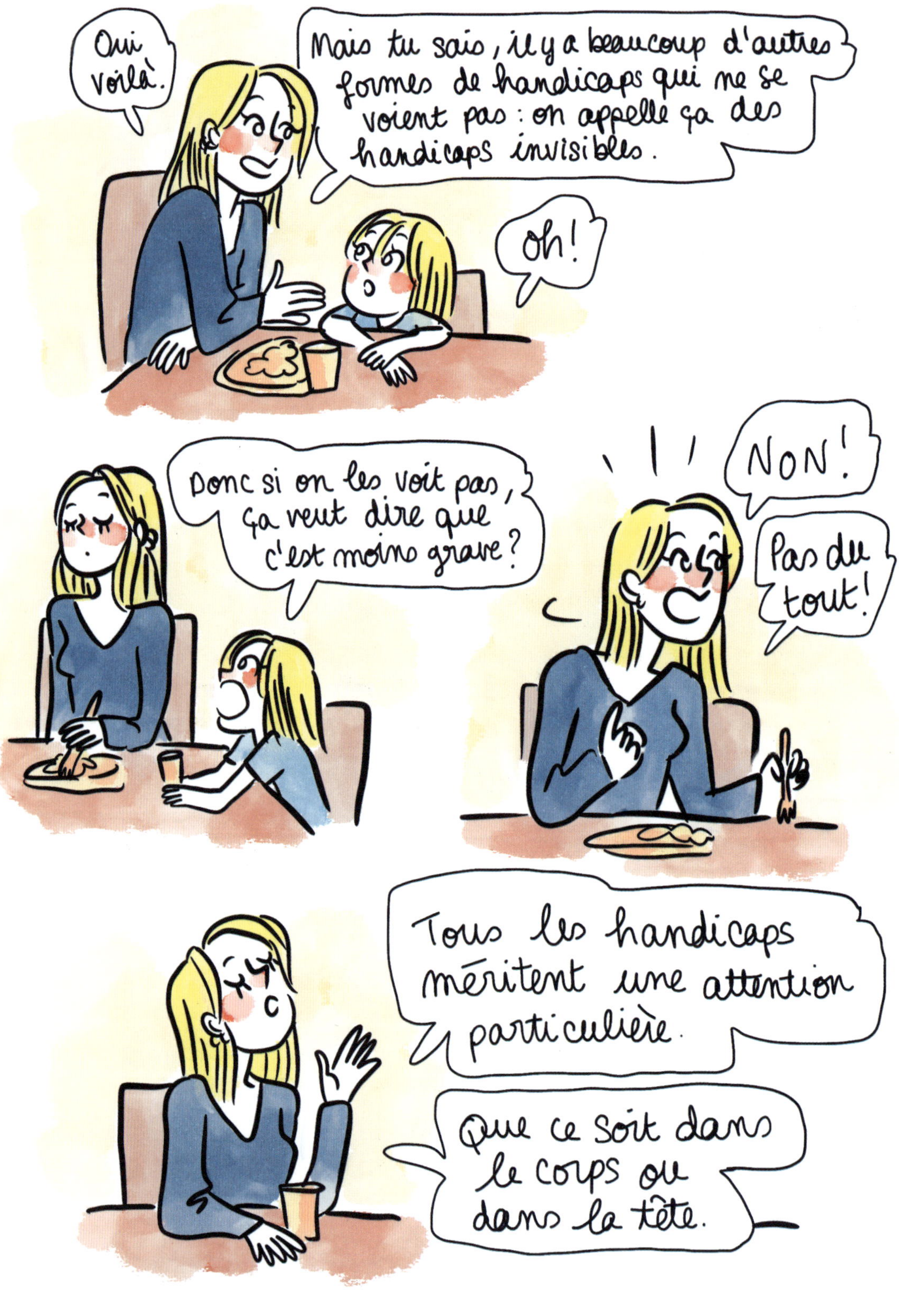
Oui voilà.
Mais tu sais, il y a beaucoup d'autres formes de handicaps qui ne se voient pas : on appelle ça des handicaps invisibles.
Oh !
Donc si on les voit pas, ça veut dire que c'est moins grave ?
NON !
Pas du tout !
Tous les handicaps méritent une attention particulière.
Que ce soit dans le corps ou dans la tête.

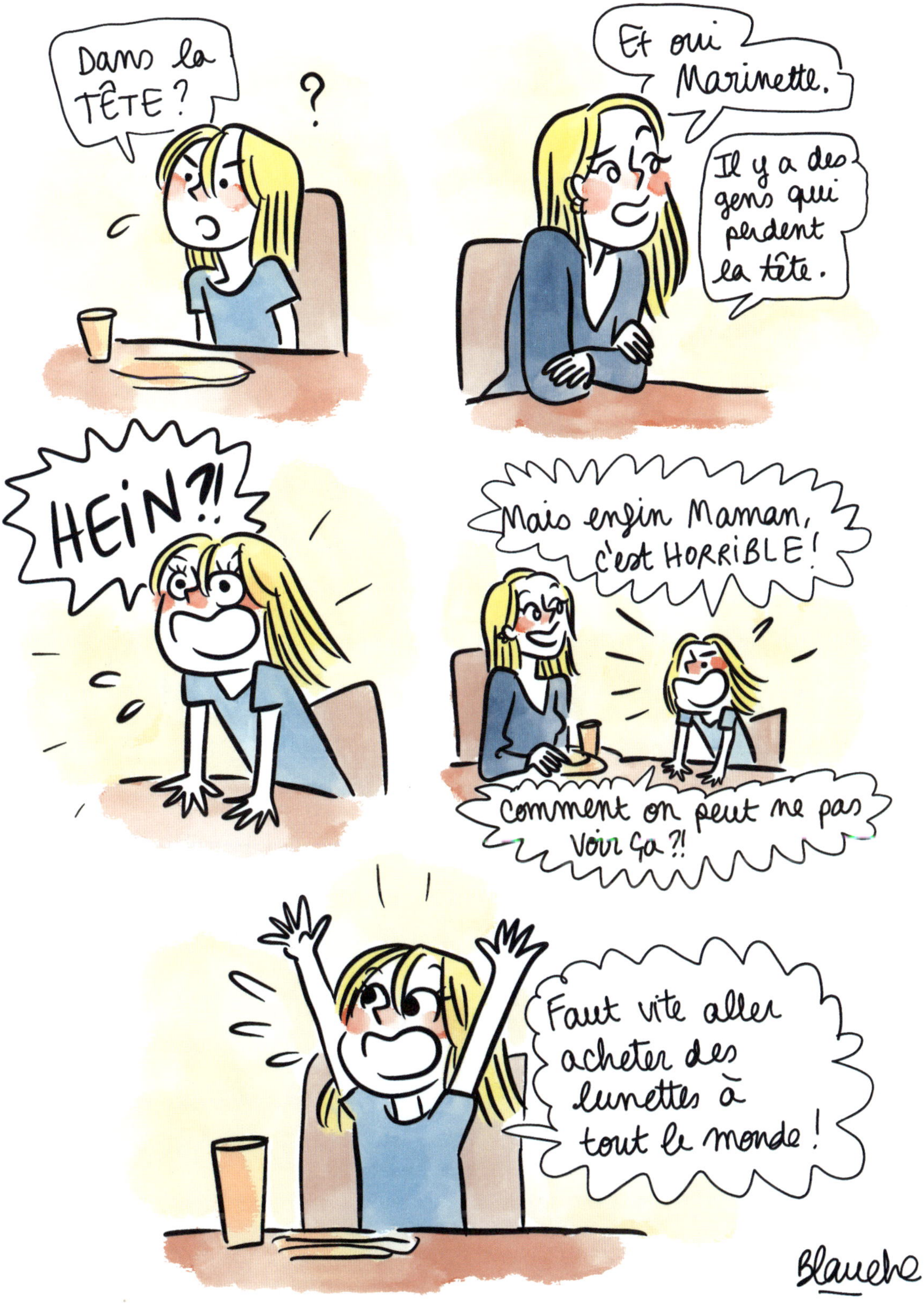
Dans la TÊTE ?
?
Et oui Marinette.
Il y a des gens qui perdent la tête.
HEIN ?!
Mais enfin Maman, c'est HORRIBLE !
Comment on peut ne pas voir ça ?!
Faut vite aller acheter des lunettes à tout le monde !
Blanche

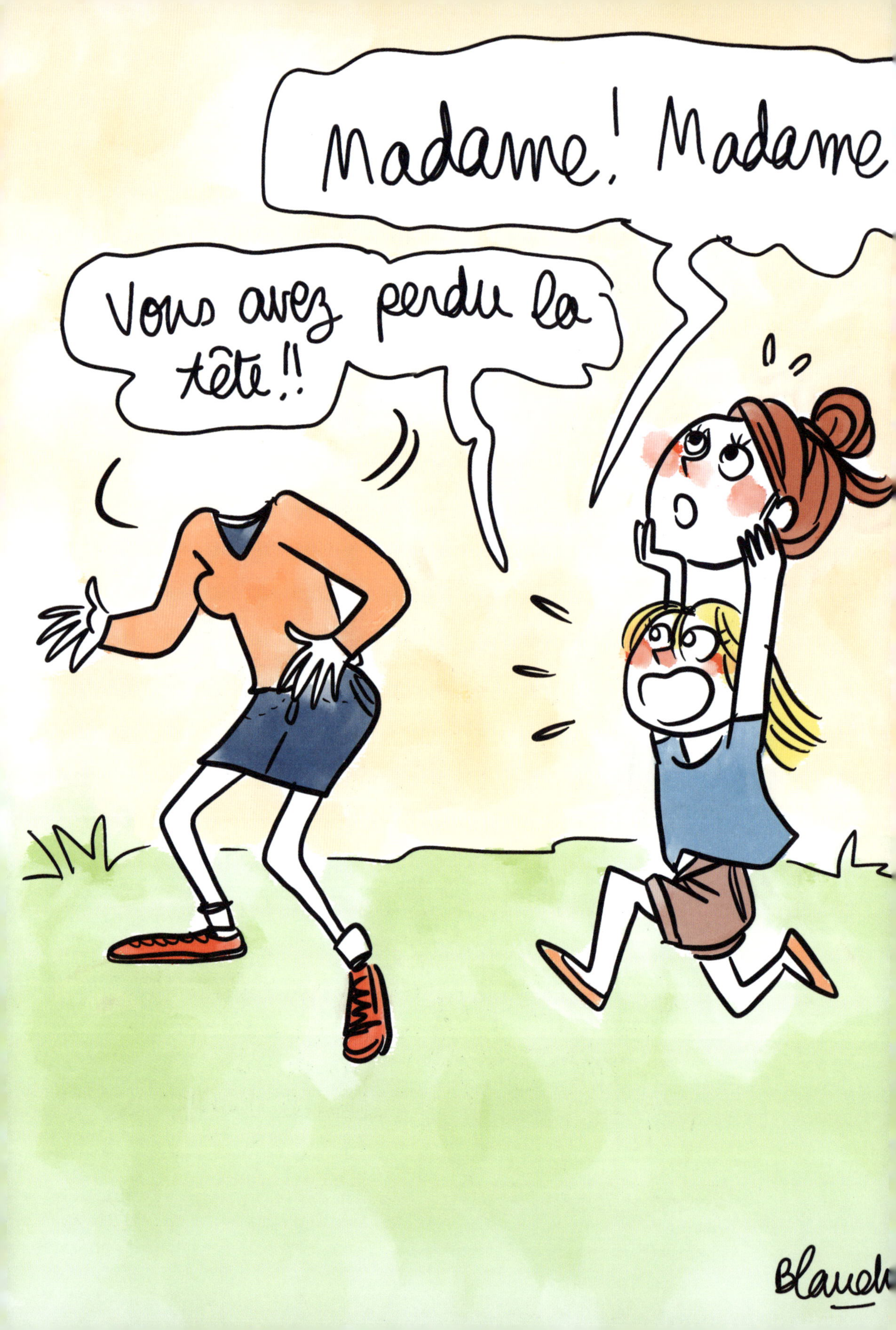
Madame! Madame
Vous avez perdu la tête!!
Blanch

La différence

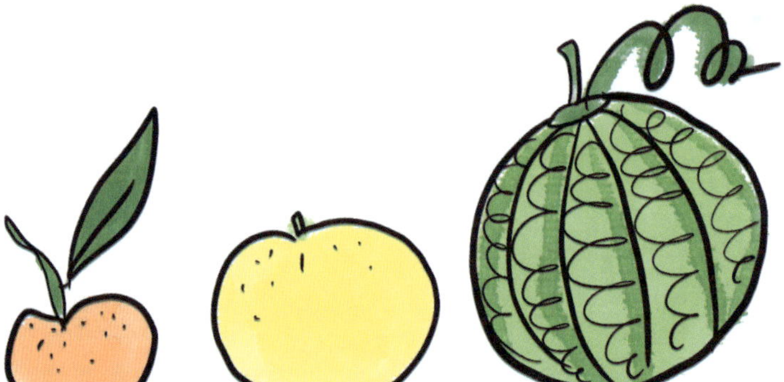

Marie [illegible]

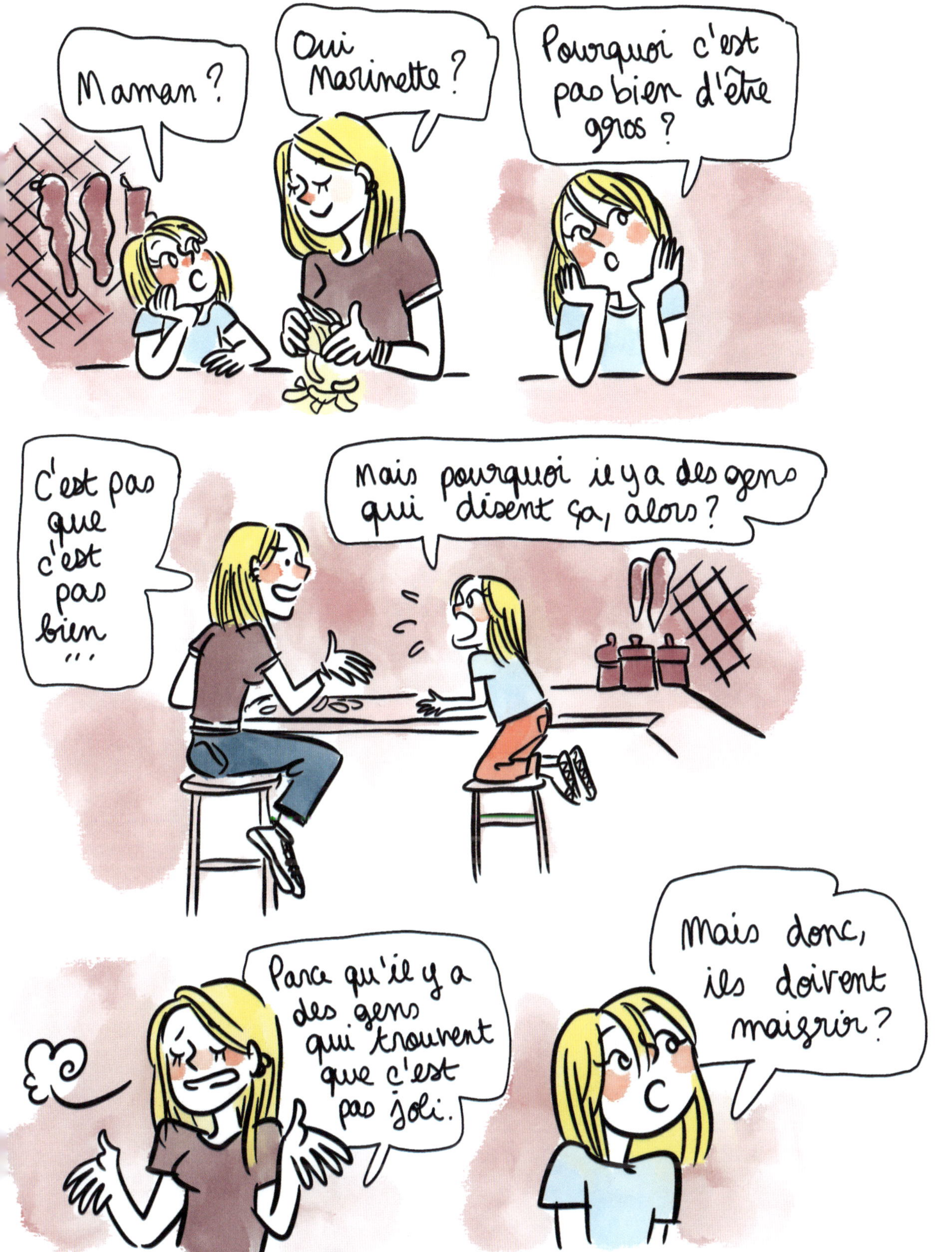
Maman ?
Oui Marinette ?
Pourquoi c'est pas bien d'être gros ?
C'est pas que c'est pas bien...
Mais pourquoi il y a des gens qui disent ça, alors ?
Parce qu'il y a des gens qui trouvent que c'est pas joli.
Mais donc, ils doivent maigrir ?

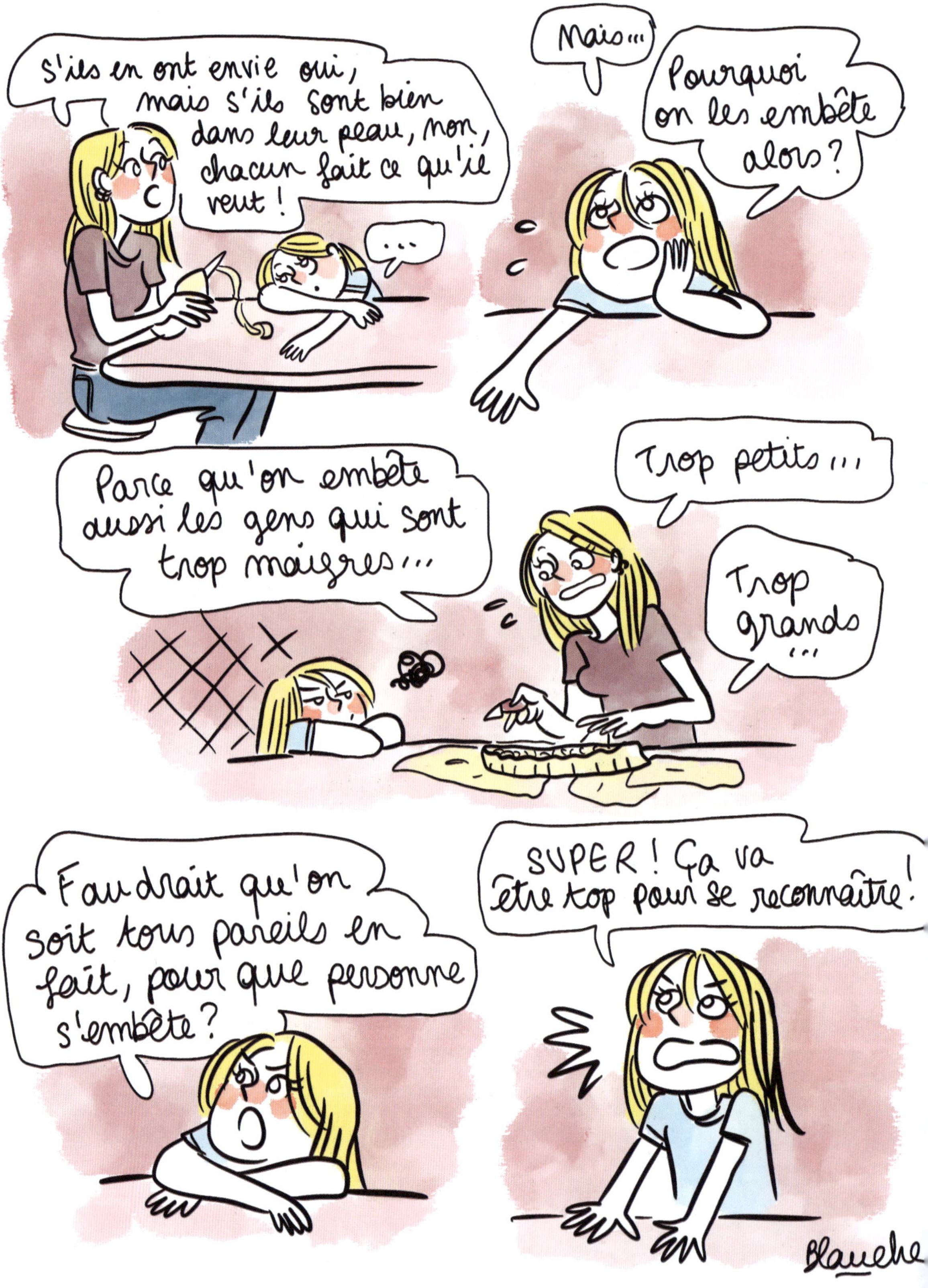
S'ils en ont envie oui, mais s'ils sont bien dans leur peau, non, chacun fait ce qu'il veut !
...
Mais...
Pourquoi on les embête alors ?
Parce qu'on embête aussi les gens qui sont trop maigres...
Trop petits...
Trop grands...
Faudrait qu'on soit tous pareils en fait, pour que personne s'embête ?
SUPER ! Ça va être top pour se reconnaître !
Blanche

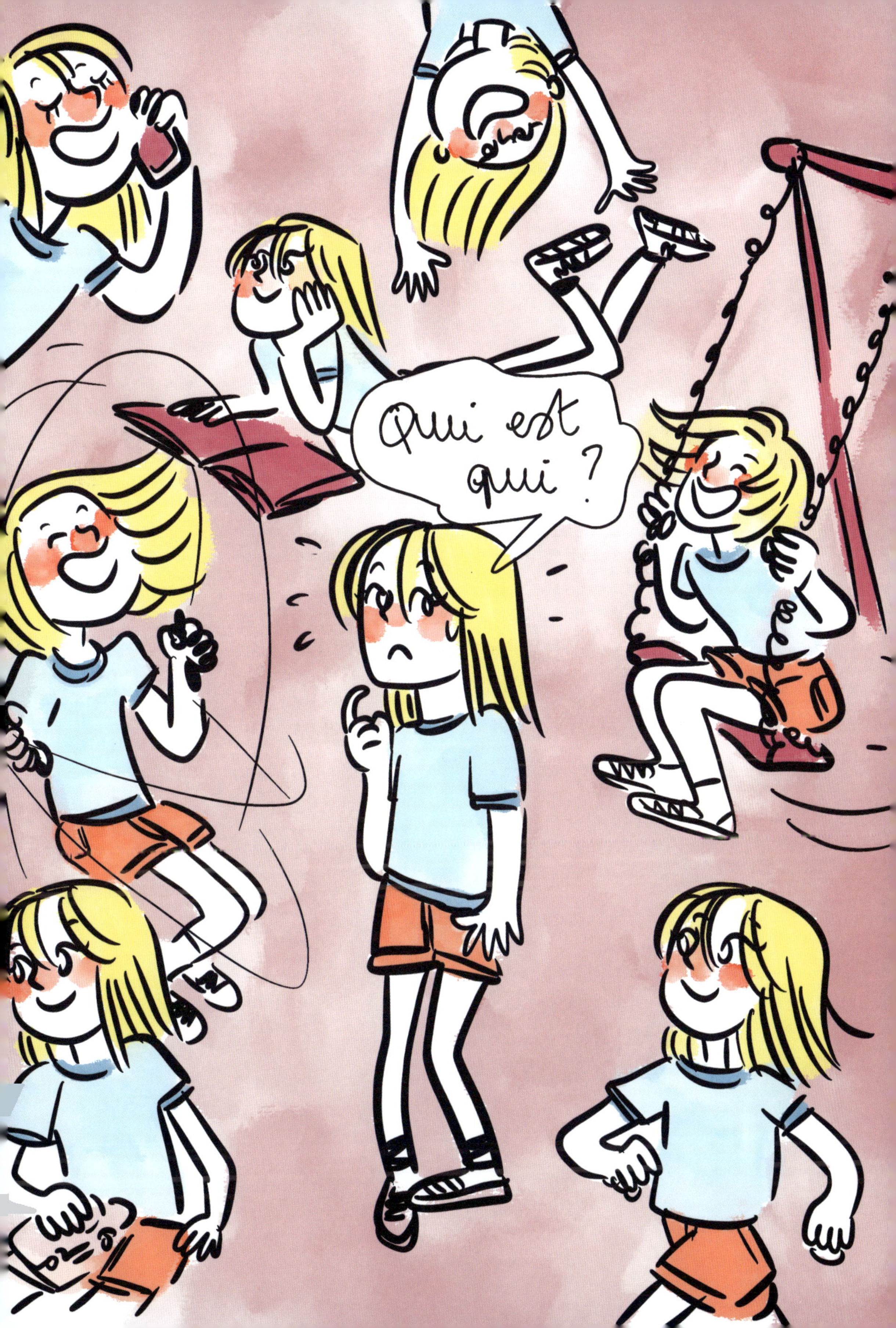
Qui est qui ?

Le racisme ordinaire

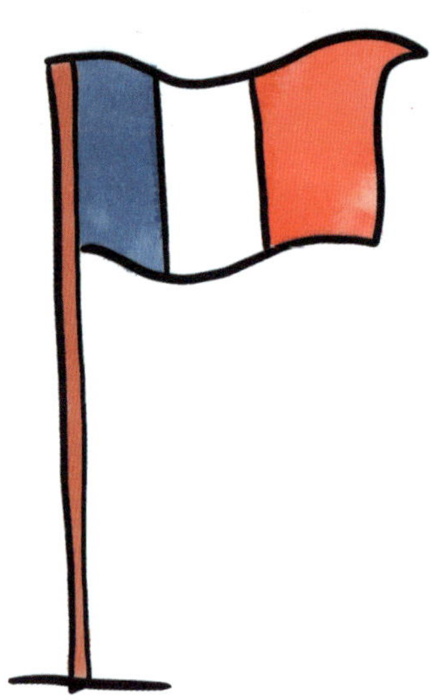

Marie

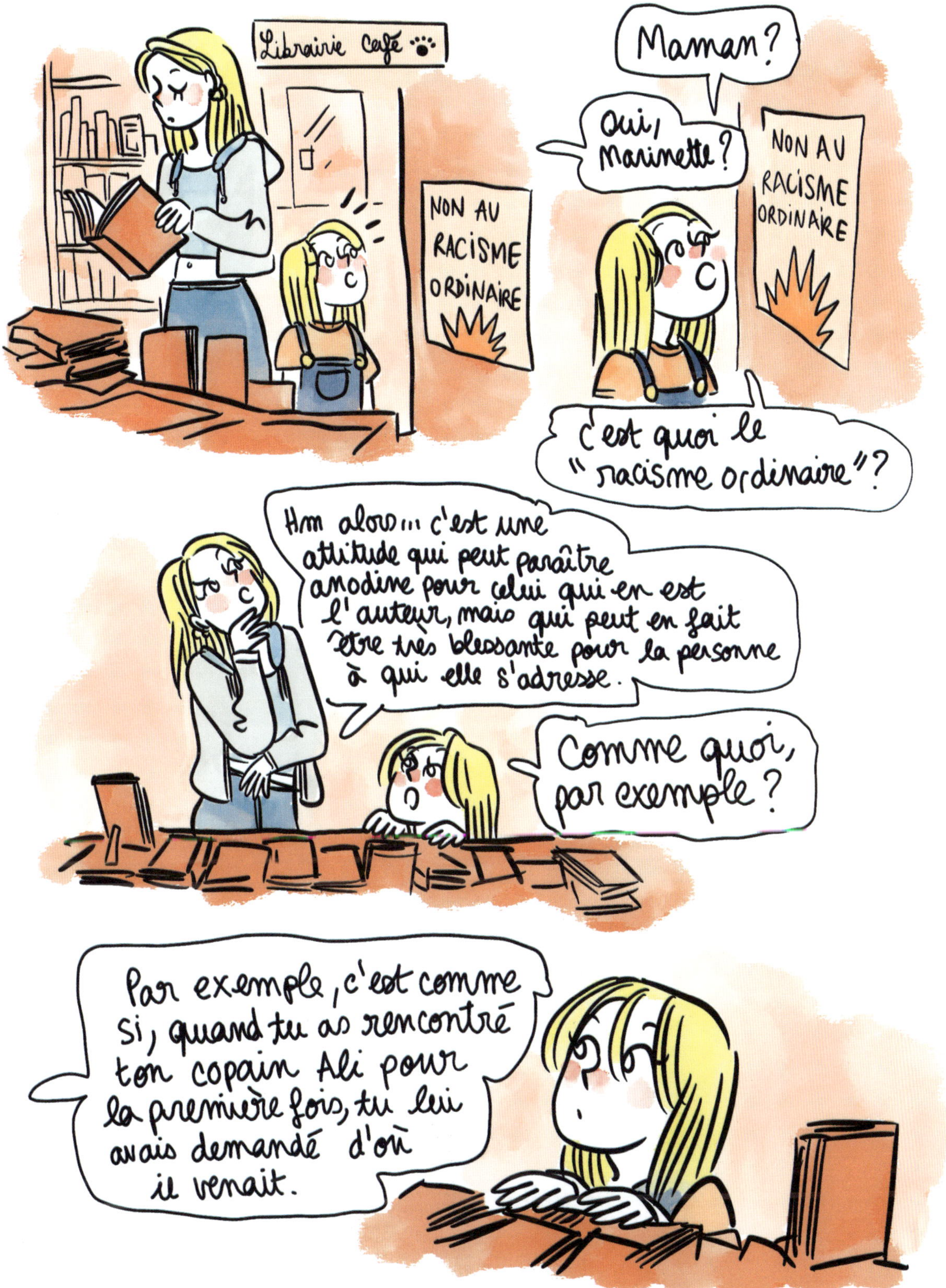
Librairie café
NON AU RACISME ORDINAIRE
Maman ?
Oui, Marinette ?
NON AU RACISME ORDINAIRE
C'est quoi le "racisme ordinaire" ?
Hm alors... c'est une attitude qui peut paraître anodine pour celui qui en est l'auteur, mais qui peut en fait être très blessante pour la personne à qui elle s'adresse.
Comme quoi, par exemple ?
Par exemple, c'est comme si, quand tu as rencontré ton copain Ali pour la première fois, tu lui avais demandé d'où il venait.

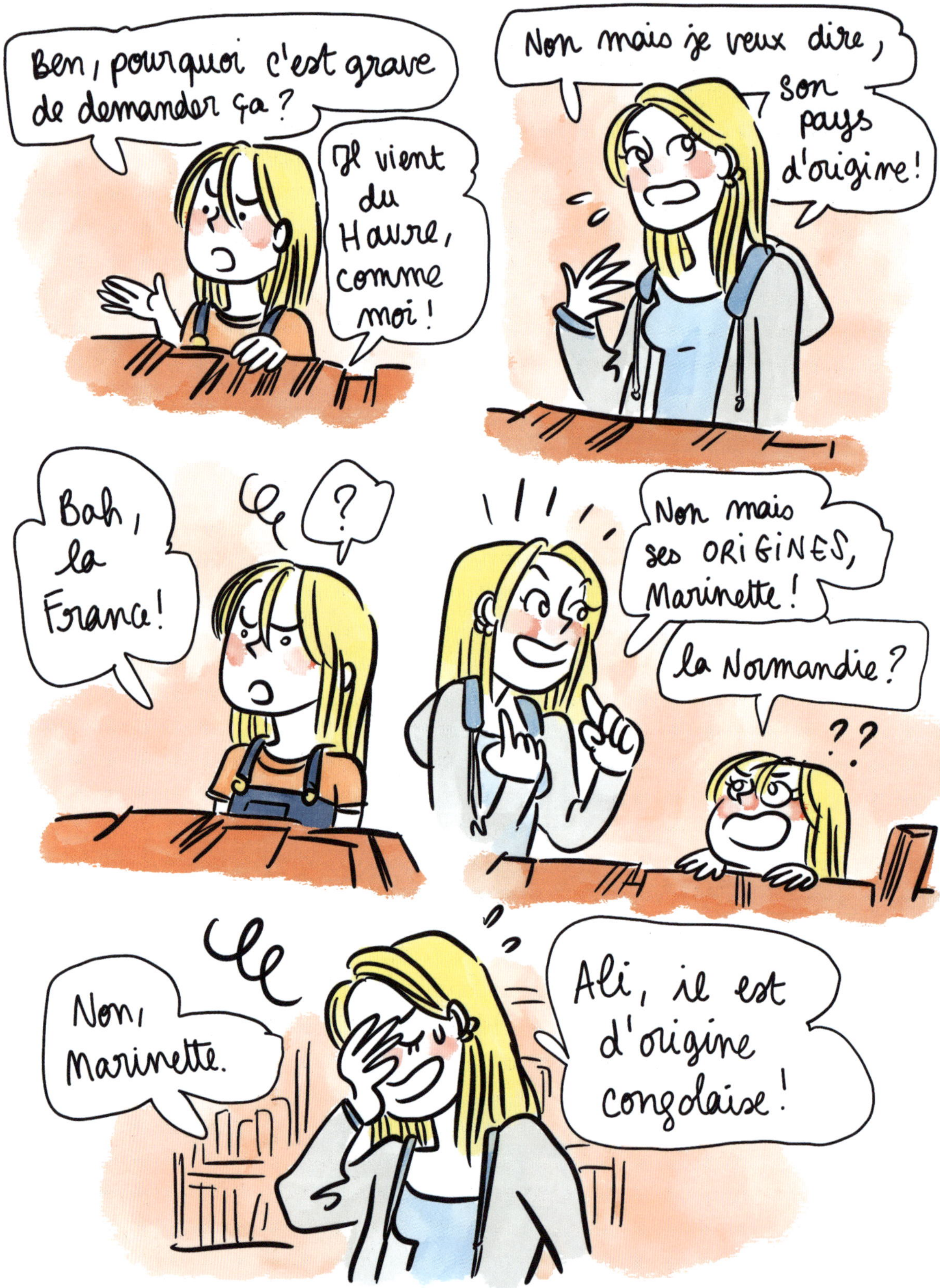
Ben, pourquoi c'est grave de demander ça ?
Il vient du Havre, comme moi !
Non mais je veux dire,
son pays d'origine !
Bah, la France !
?
Non mais ses ORIGINES, Marinette !
la Normandie ?
??
Non, Marinette.
Ali, il est d'origine congolaise !

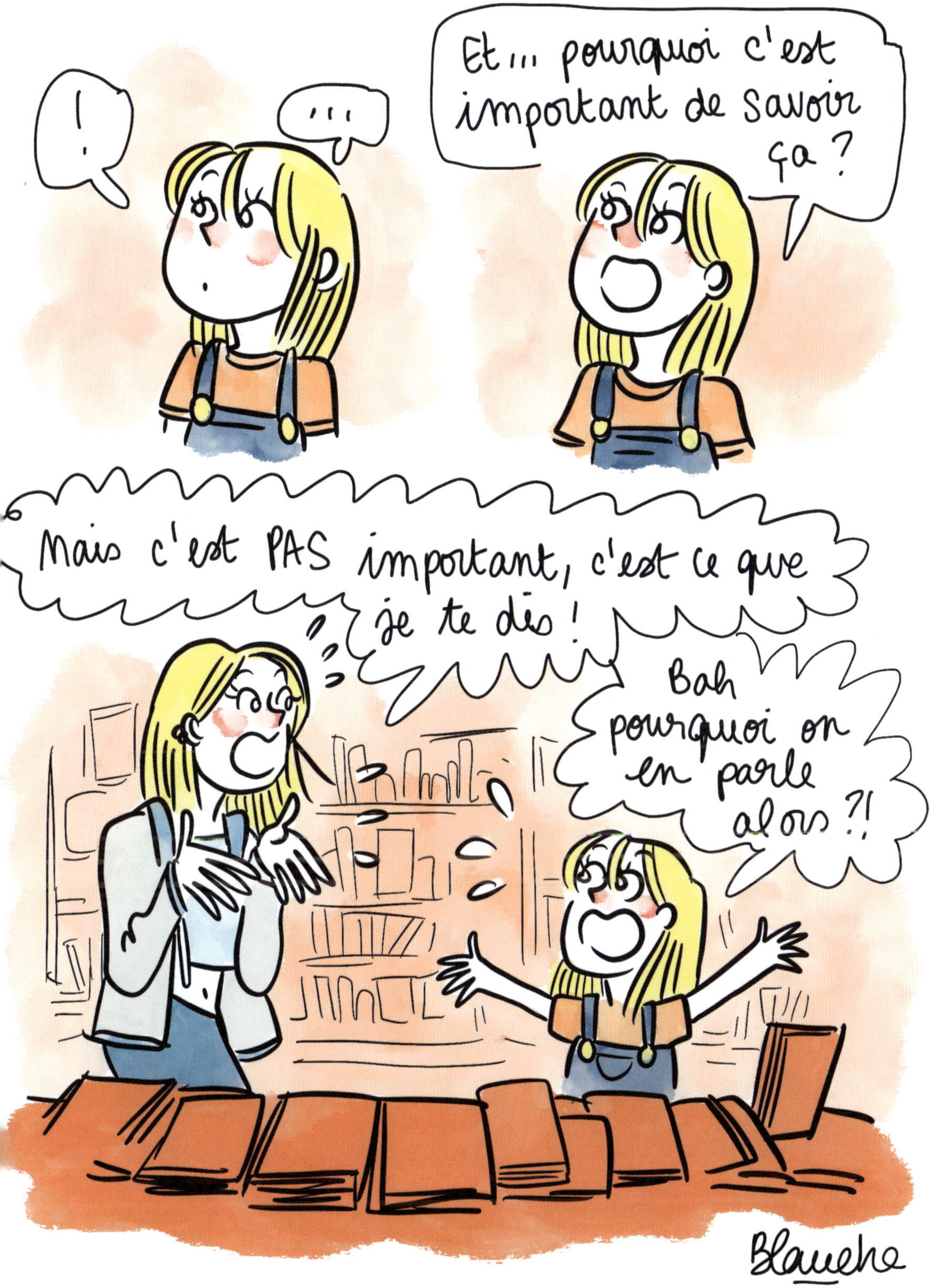
!
...
Et... pourquoi c'est important de savoir ça ?
Mais c'est PAS important, c'est ce que je te dis !
Bah pourquoi on en parle alors ?!
Blanche

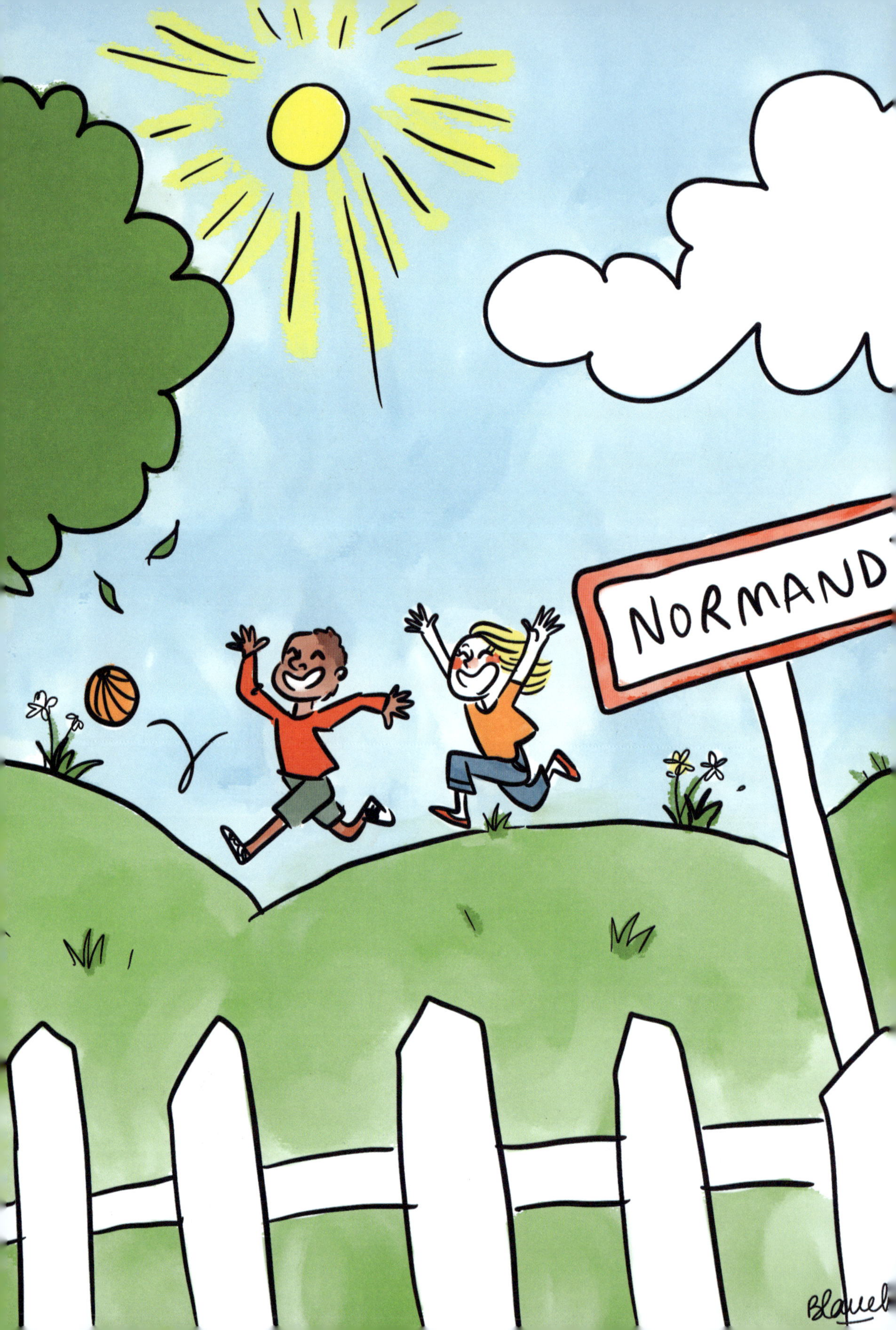
NORMAND

Le cyber harcèlement

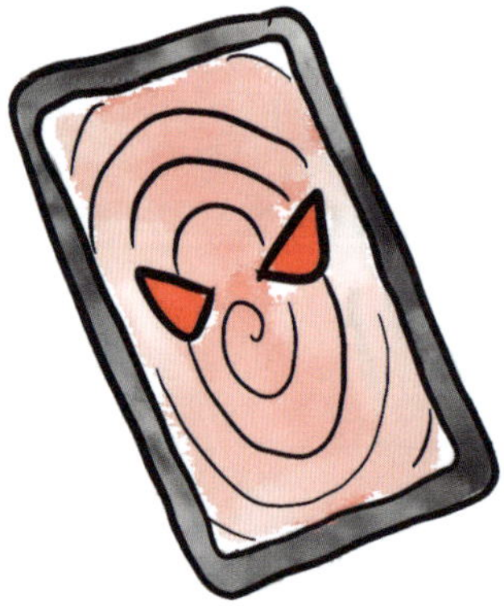

Marie

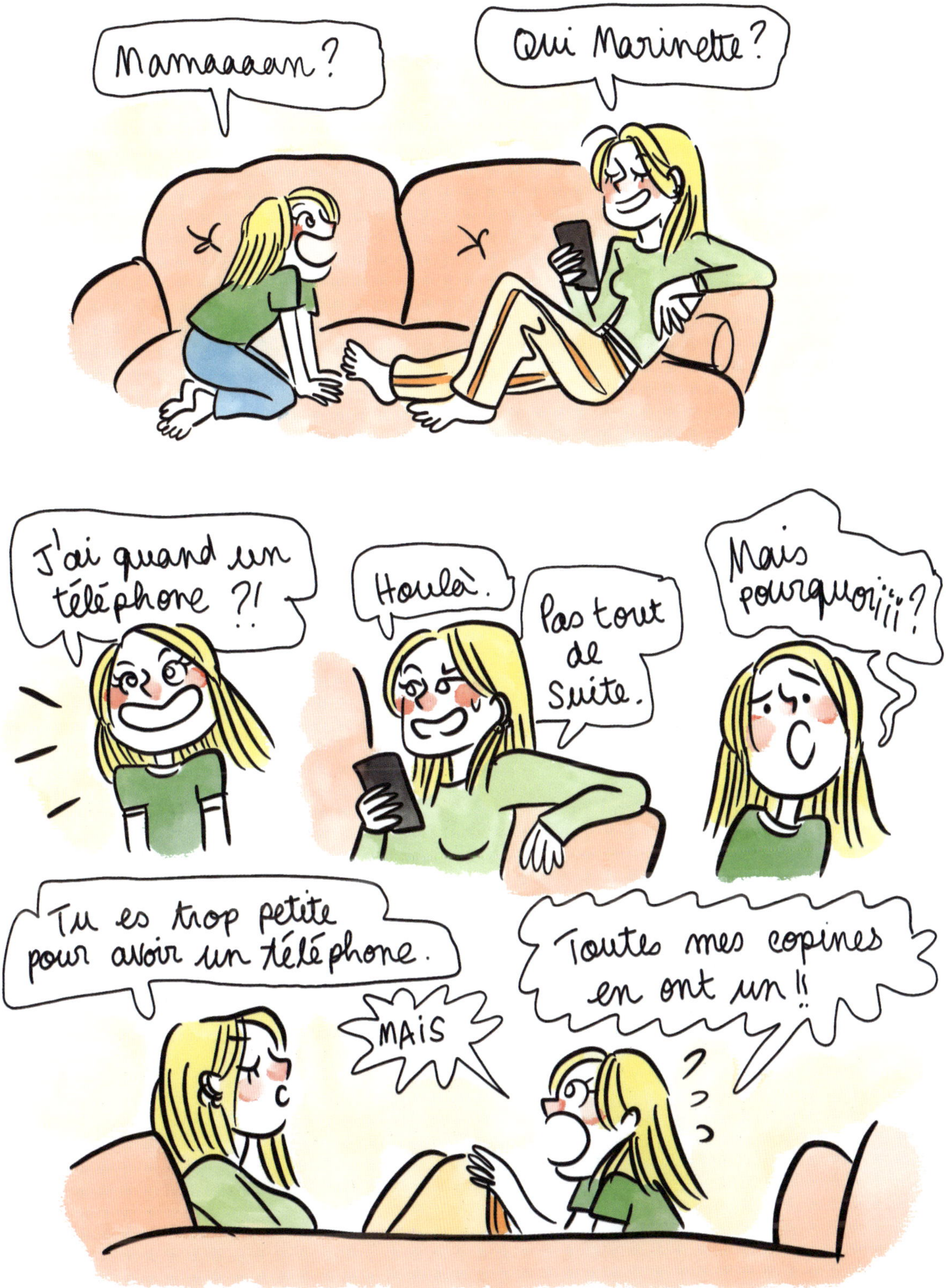
Mamaaaaan ?
Oui Marinette ?
J'ai quand un téléphone ?!
Houlà.
Pas tout de suite.
Mais pourquoiiii ?
Tu es trop petite pour avoir un téléphone.
MAIS
Toutes mes copines en ont un !!

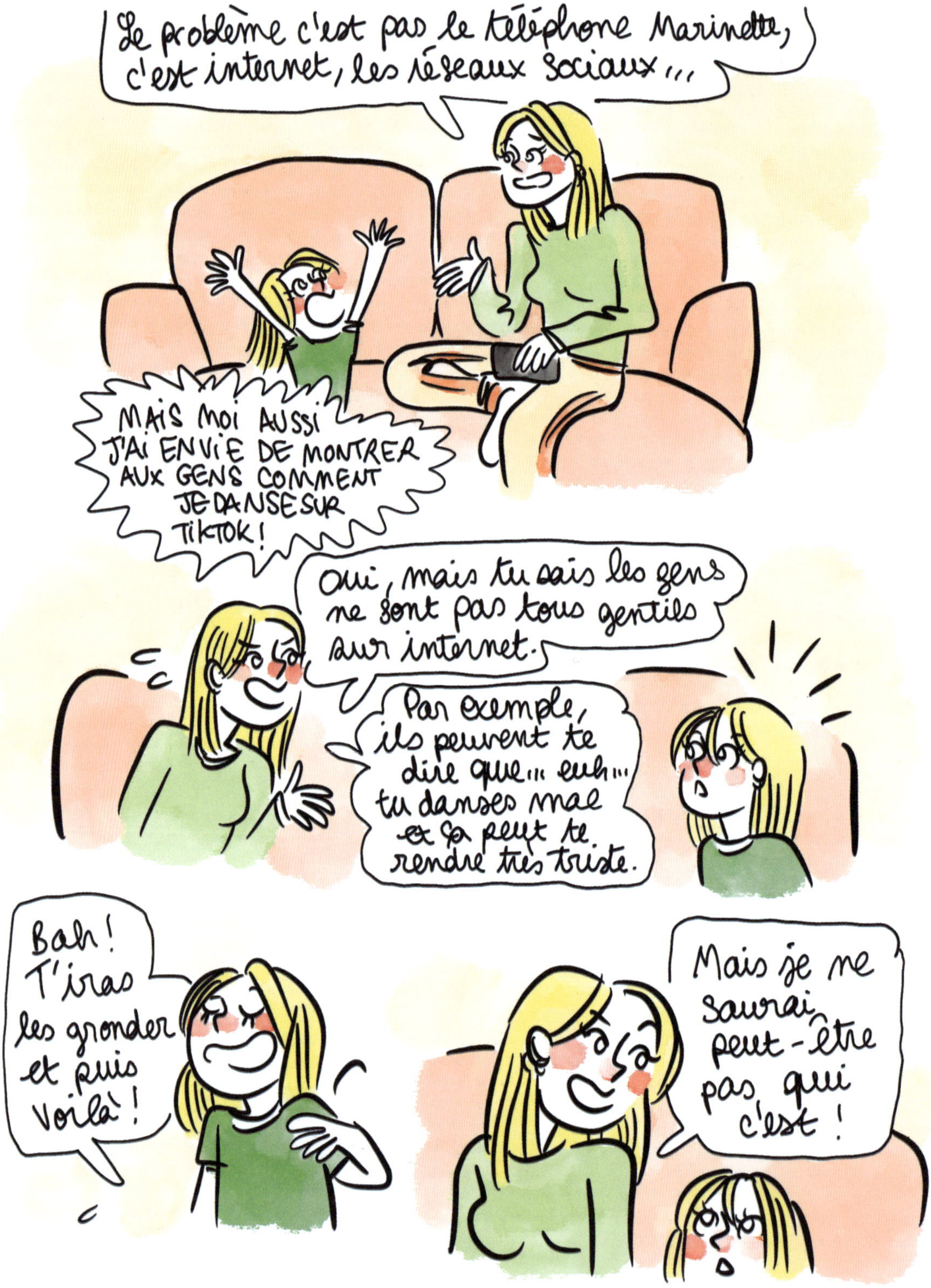
Le problème c'est pas le téléphone Marinette, c'est internet, les réseaux sociaux...
MAIS MOI AUSSI J'AI ENVIE DE MONTRER AUX GENS COMMENT JE DANSE SUR TIKTOK !
Oui, mais tu sais les gens ne sont pas tous gentils sur internet.
Par exemple, ils peuvent te dire que... euh... tu danses mal et ça peut te rendre très triste.
Bah ! T'iras les gronder et puis voilà !
Mais je ne saurai peut-être pas qui c'est !

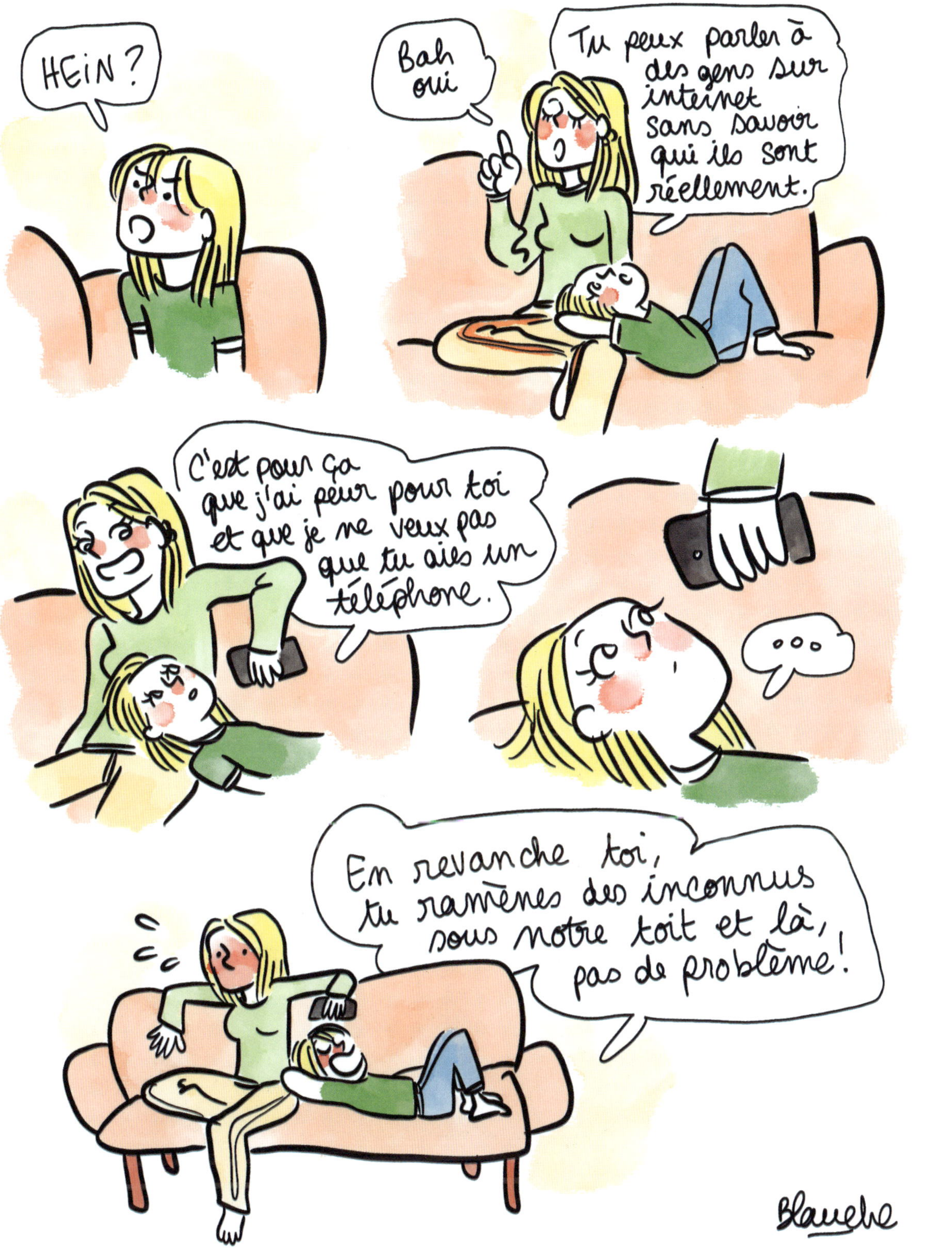
HEIN ?
Bah oui
Tu peux parler à des gens sur internet sans savoir qui ils sont réellement.
C'est pour ça que j'ai peur pour toi et que je ne veux pas que tu aies un téléphone.
...
En revanche toi, tu ramènes des inconnus sous notre toit et là, pas de problème !
Blanche

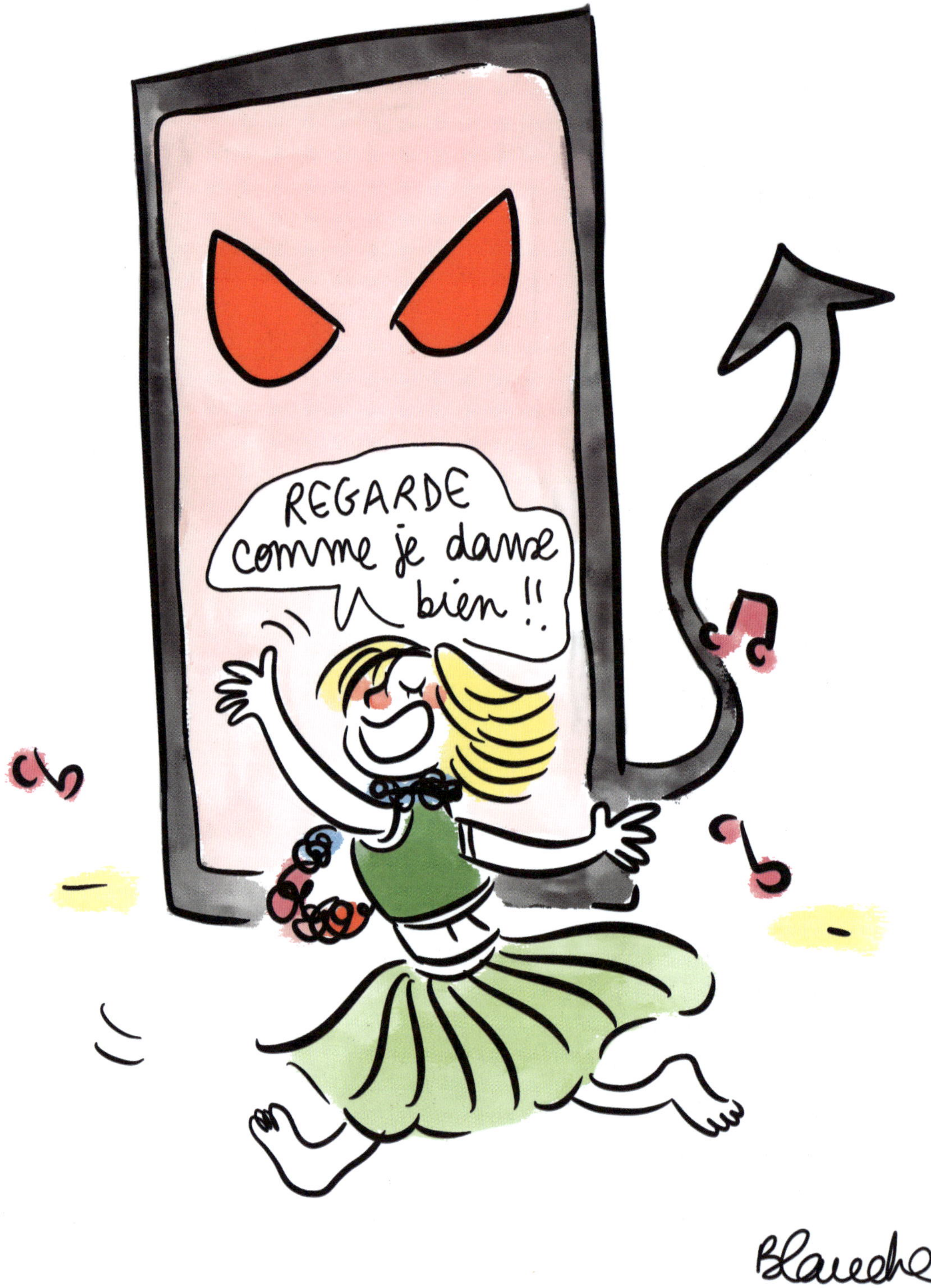
REGARDE comme je danse bien !!
Blanche

Les addictions

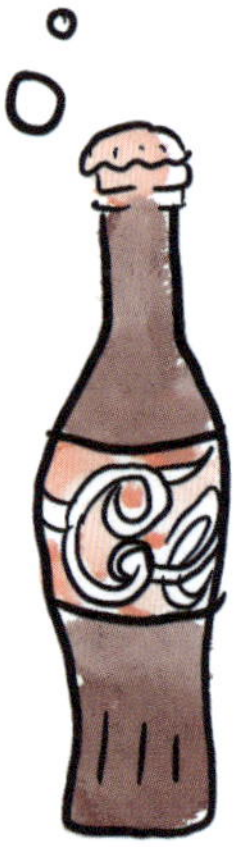

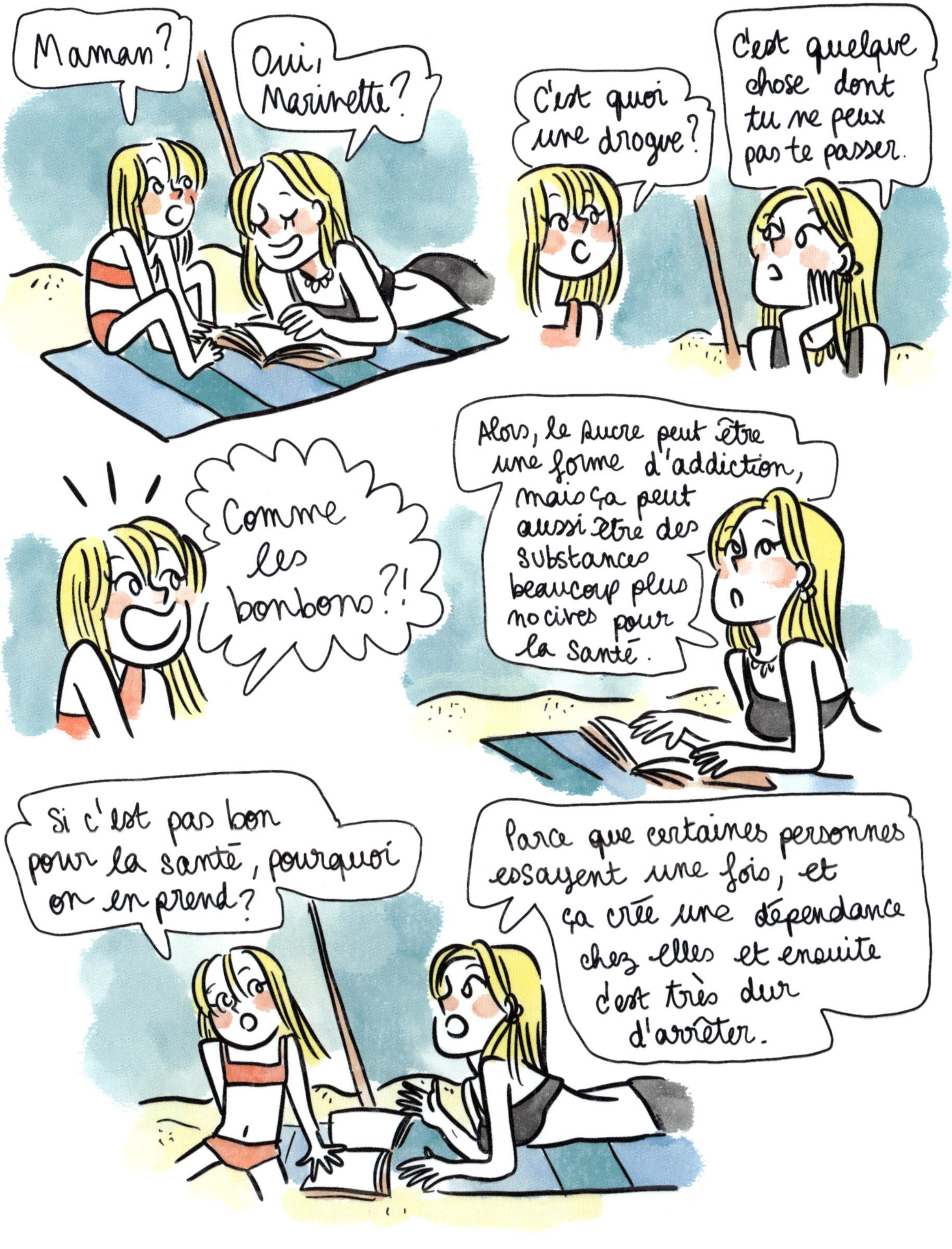
Maman?
Oui, Marinette?
C'est quoi une drogue?
C'est quelque chose dont tu ne peux pas te passer.
Comme les bonbons?!
Alors, le sucre peut être une forme d'addiction, mais ça peut aussi être des substances beaucoup plus nocives pour la santé.
Si c'est pas bon pour la santé, pourquoi on en prend?
Parce que certaines personnes essayent une fois, et ça crée une dépendance chez elles et ensuite c'est très dur d'arrêter.

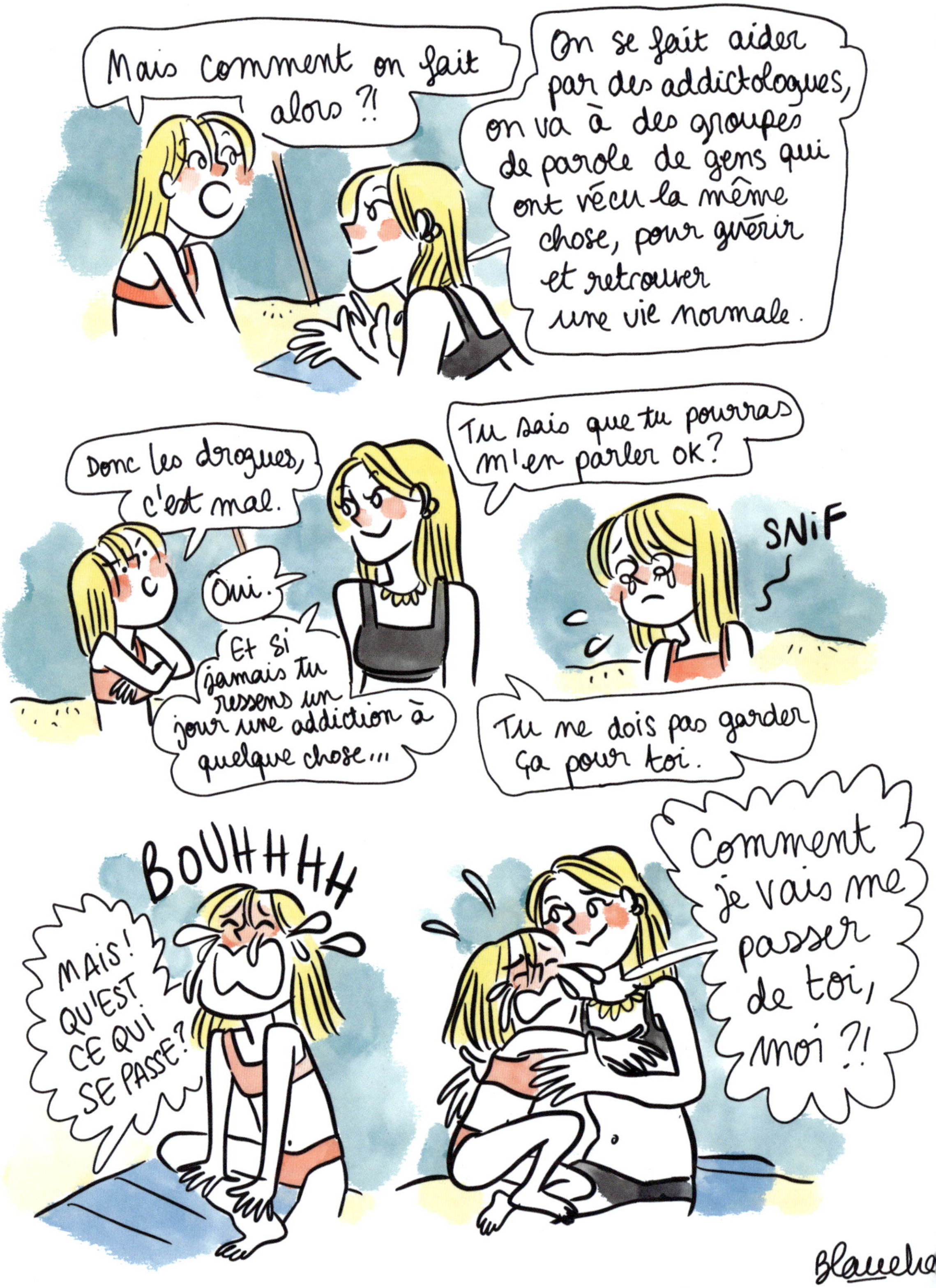
Mais comment on fait alors ?!
On se fait aider par des addictologues, on va à des groupes de parole de gens qui ont vécu la même chose, pour guérir et retrouver une vie normale.
Donc les drogues, c'est mal.
Oui.
Et si jamais tu ressens un jour une addiction à quelque chose...
Tu sais que tu pourras m'en parler ok?
SNIF
Tu ne dois pas garder ça pour toi.
BOUHHHH
MAIS ! QU'EST CE QUI SE PASSE ?
Comment je vais me passer de toi, moi ?!
Blanche

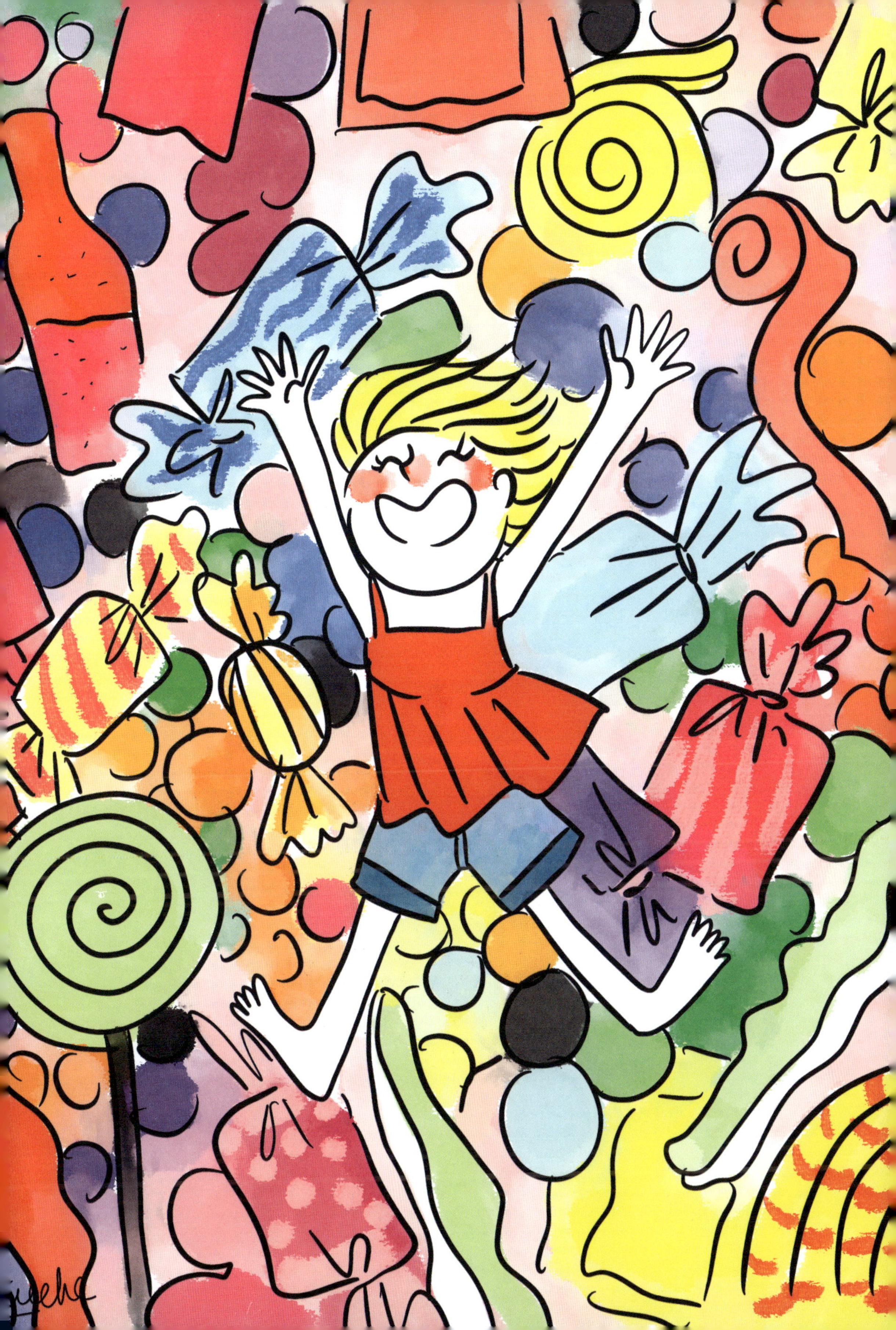

Le Porno

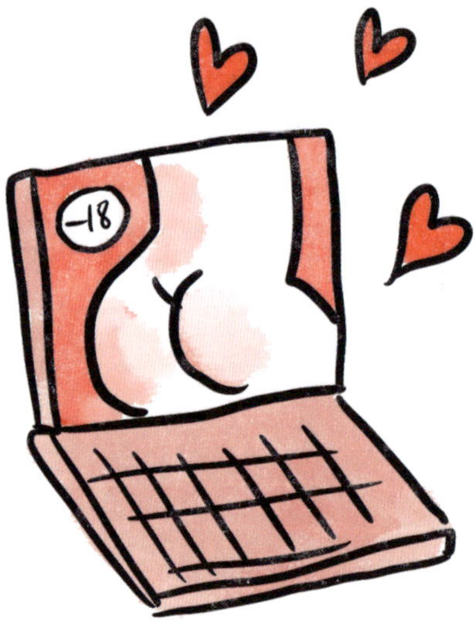

MARIE

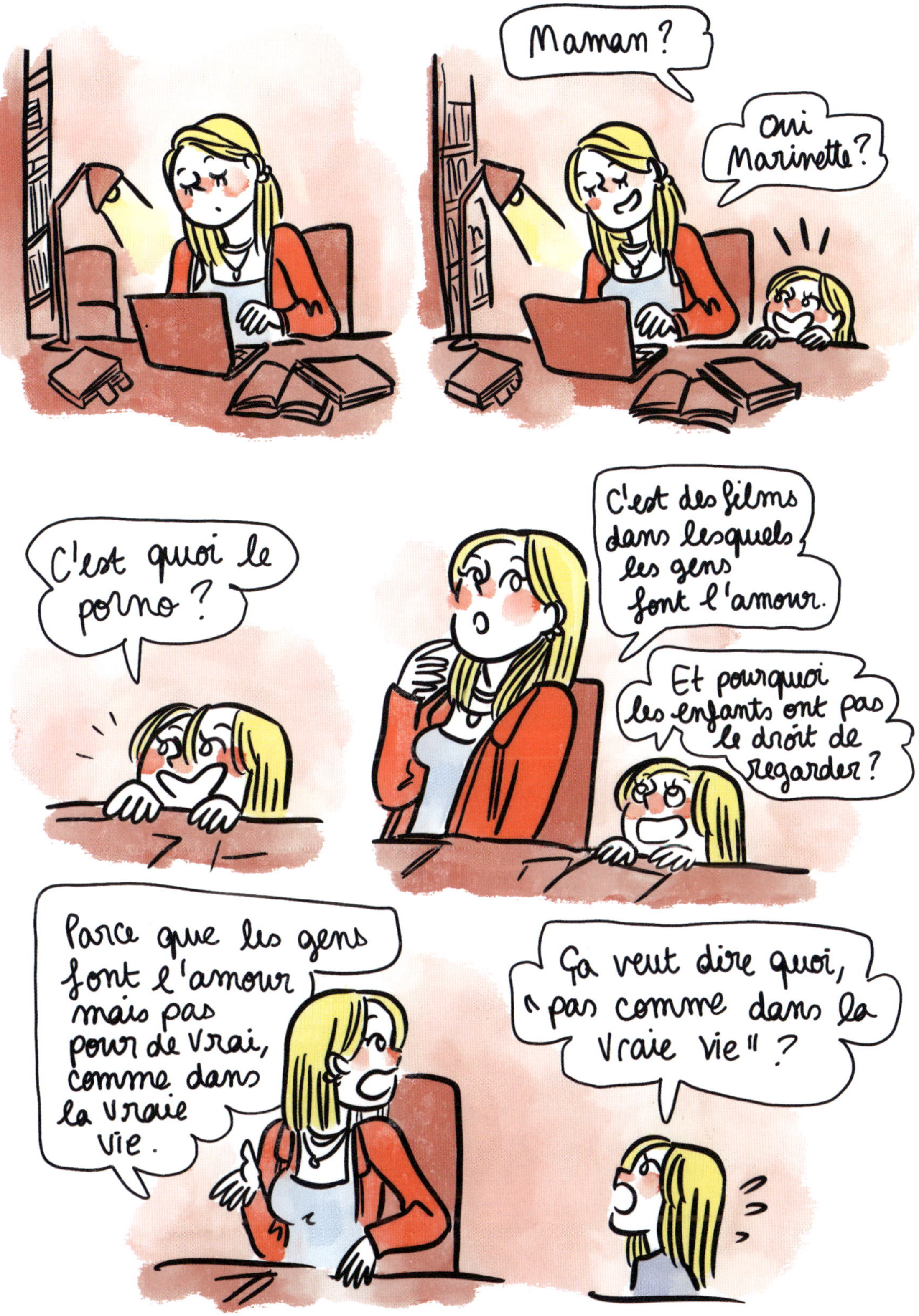
Maman ?
Oui Marinette ?
C'est quoi le porno ?
C'est des films dans lesquels les gens font l'amour.
Et pourquoi les enfants ont pas le droit de regarder ?
Parce que les gens font l'amour mais pas pour de vrai, comme dans la vraie vie.
Ça veut dire quoi, « pas comme dans la vraie vie » ?

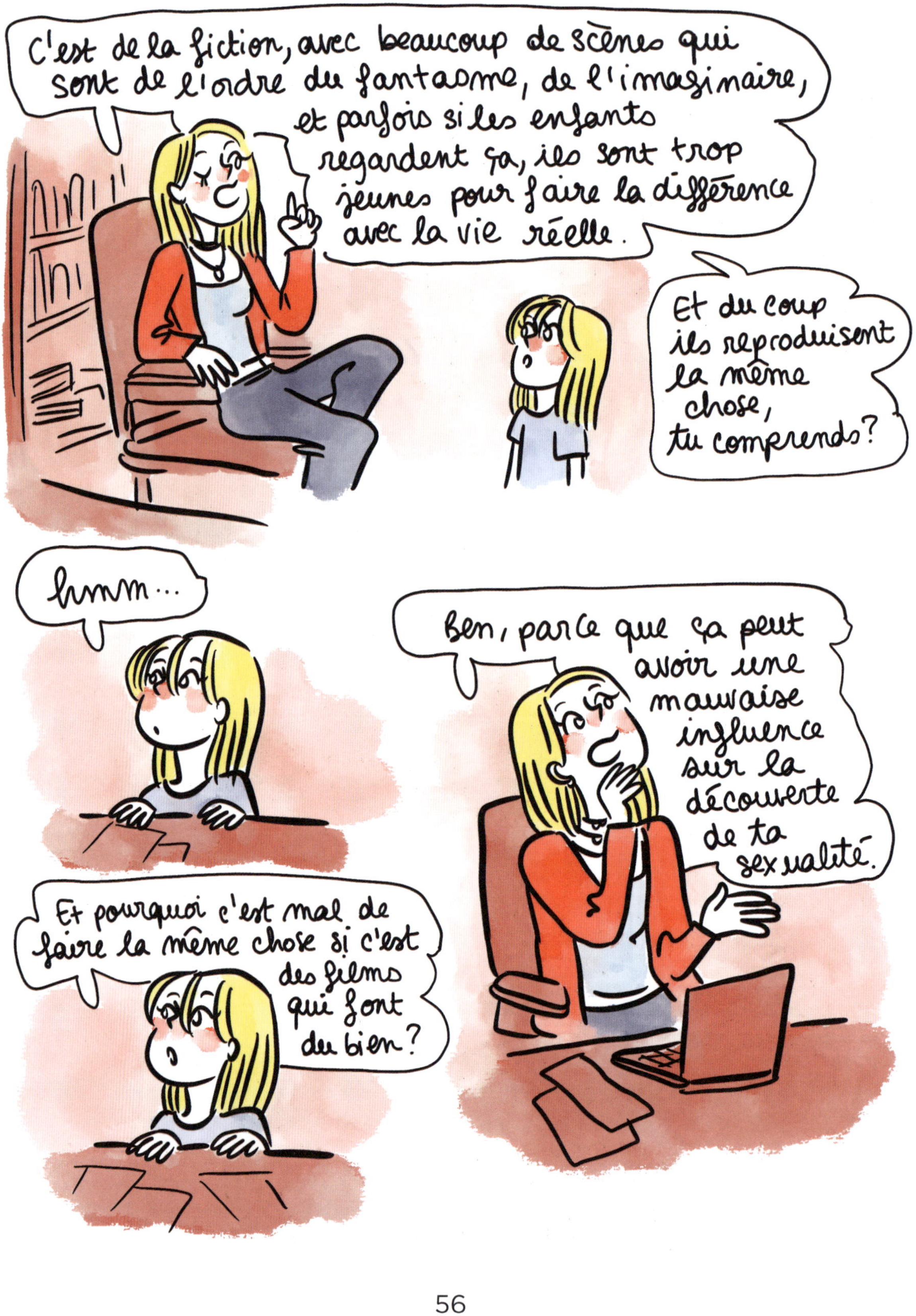
C'est de la fiction, avec beaucoup de scènes qui sont de l'ordre du fantasme, de l'imaginaire, et parfois si les enfants regardent ça, ils sont trop jeunes pour faire la différence avec la vie réelle.
Et du coup ils reproduisent la même chose, tu comprends?
hmm...
Et pourquoi c'est mal de faire la même chose si c'est des films qui font du bien?
Ben, parce que ça peut avoir une mauvaise influence sur la découverte de ta sexualité.

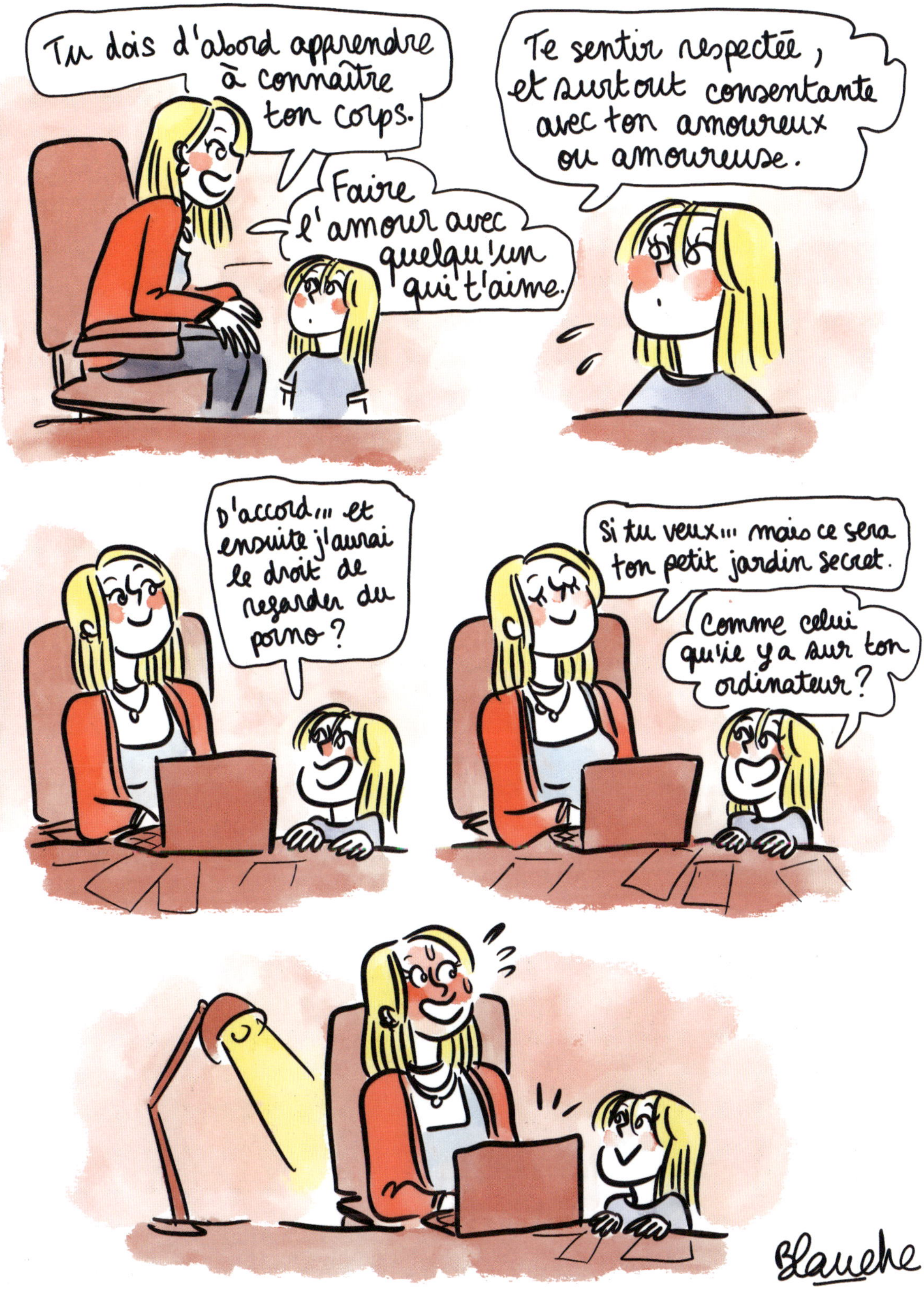
Tu dois d'abord apprendre à connaître ton corps.
Faire l'amour avec quelqu'un qui t'aime.
Te sentir respectée, et surtout consentante avec ton amoureux ou amoureuse.
D'accord... et ensuite j'aurai le droit de regarder du porno ?
Si tu veux... mais ce sera ton petit jardin secret.
Comme celui qu'il y a sur ton ordinateur ?
Blanche

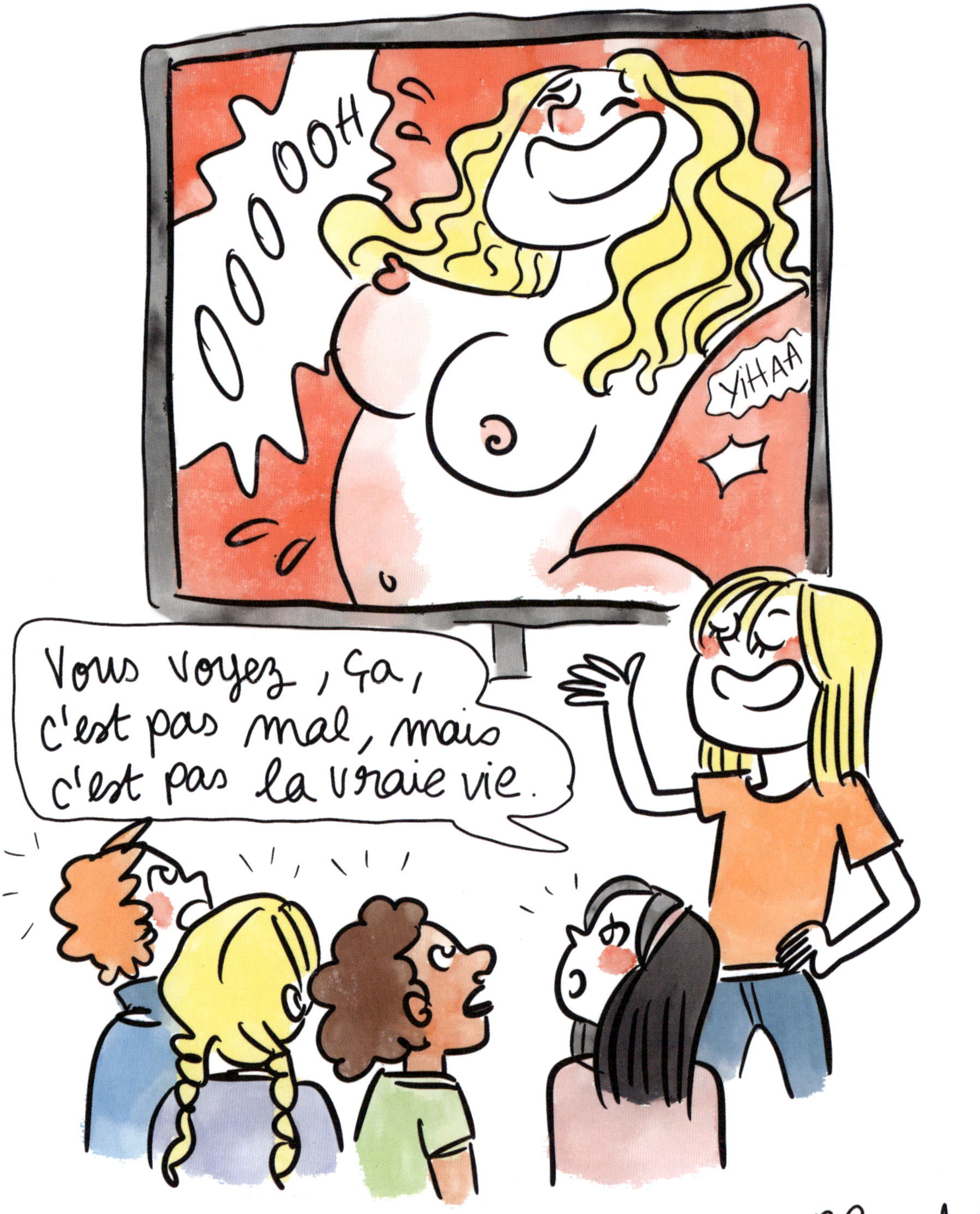
OOOOOH
YIHAA
Vous voyez, ça, c'est pas mal, mais c'est pas la vraie vie.
Blanche

Le consentement

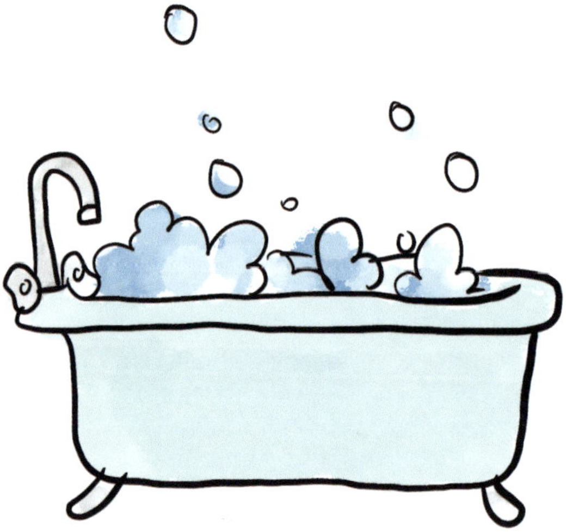

Marie

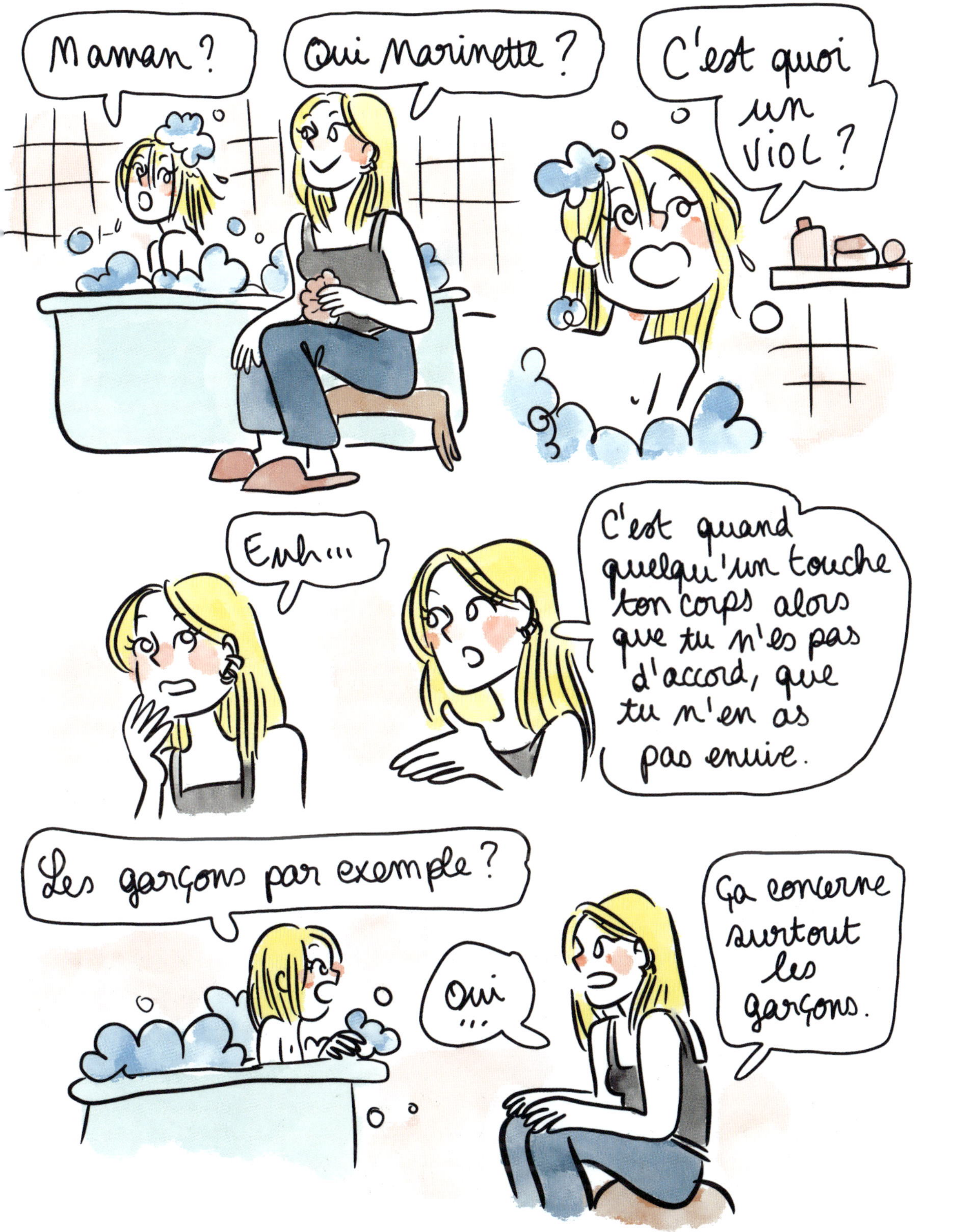
Maman ?
Oui Marinette ?
C'est quoi un VIOL ?
Euh...
C'est quand quelqu'un touche ton corps alors que tu n'es pas d'accord, que tu n'en as pas envie.
Les garçons par exemple ?
Oui ...
Ça concerne surtout les garçons.

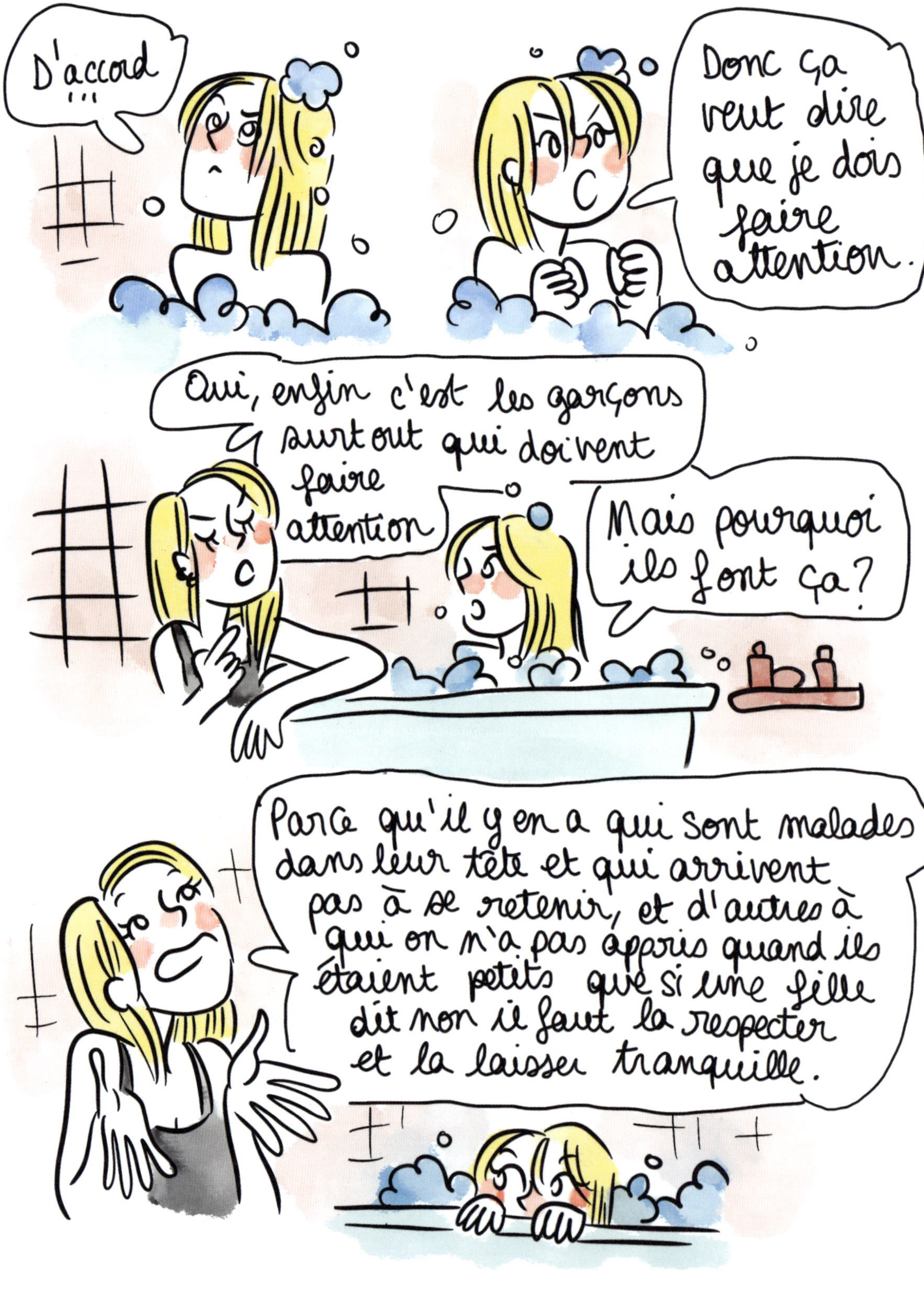
D'accord...
Donc ça veut dire que je dois faire attention.
Oui, enfin c'est les garçons surtout qui doivent faire attention
Mais pourquoi ils font ça ?
Parce qu'il y en a qui sont malades dans leur tête et qui arrivent pas à se retenir, et d'autres à qui on n'a pas appris quand ils étaient petits que si une fille dit non il faut la respecter et la laisser tranquille.

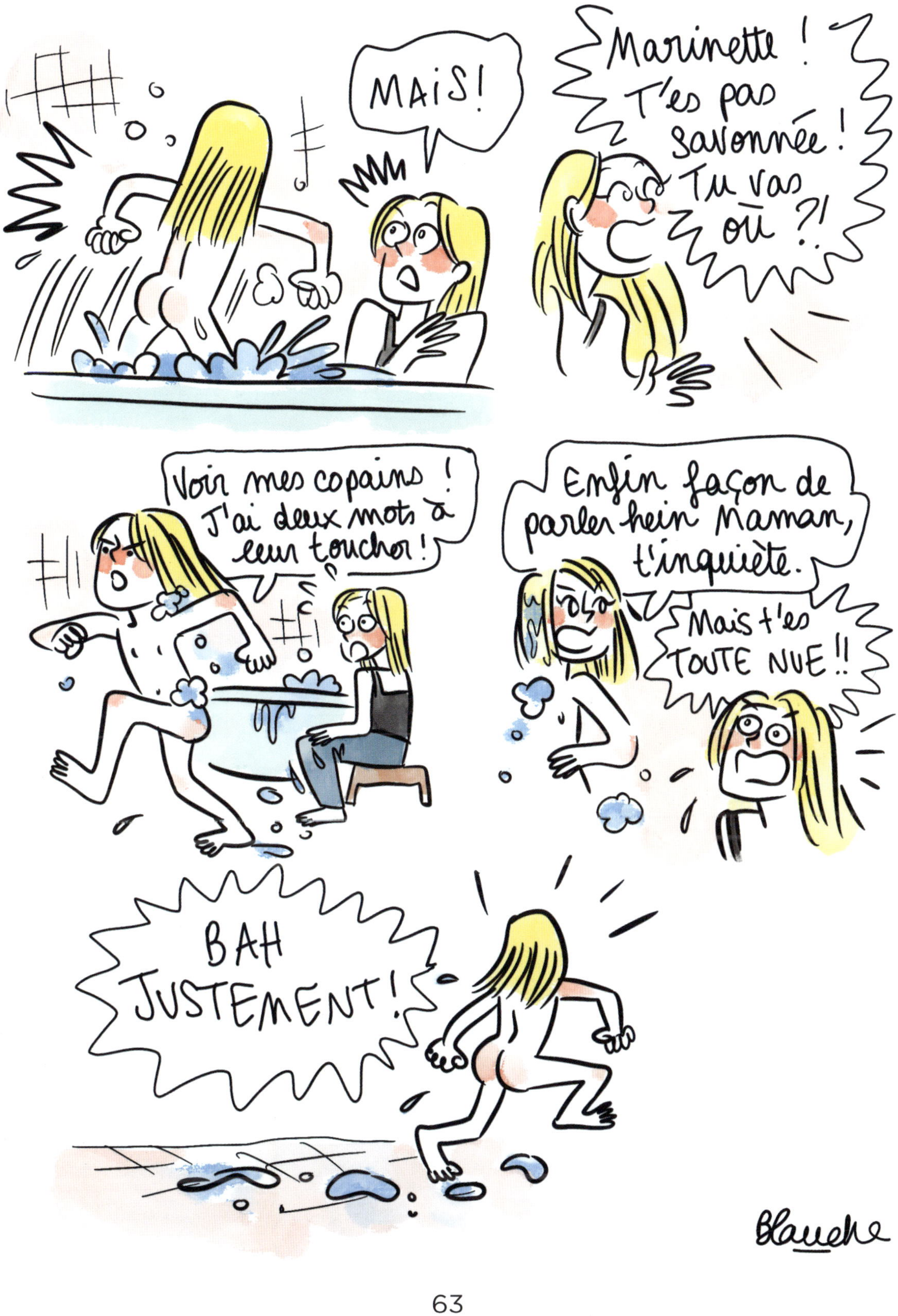
MAIS !
Marinette ! T'es pas savonnée ! Tu vas où ?!
Voir mes copains ! J'ai deux mots à leur toucher !
Enfin façon de parler hein Maman, t'inquiète.
Mais t'es TOUTE NUE !!
BAH JUSTEMENT !
Blanche

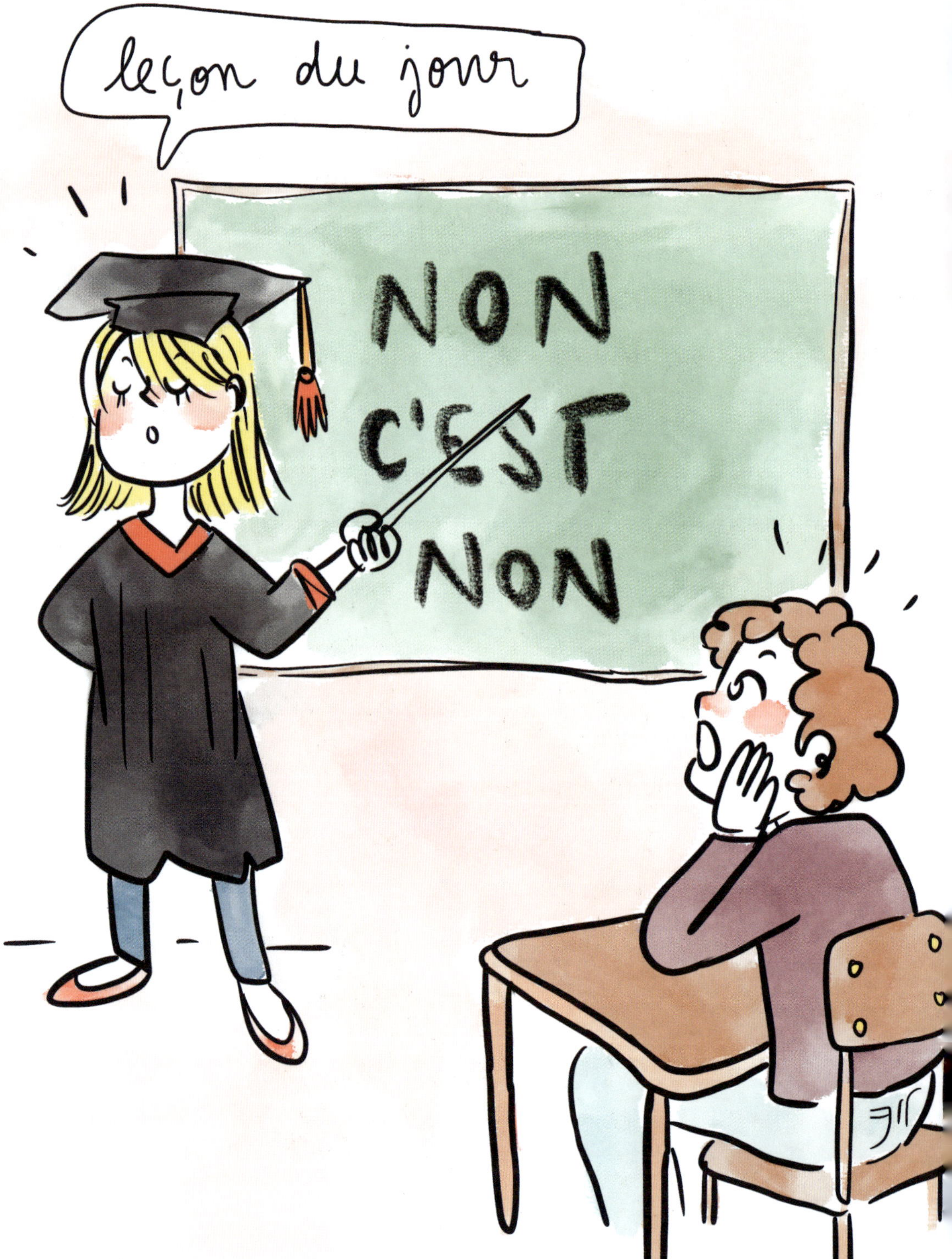
leçon du jour
NON C'EST NON
Blanche

La Séparation

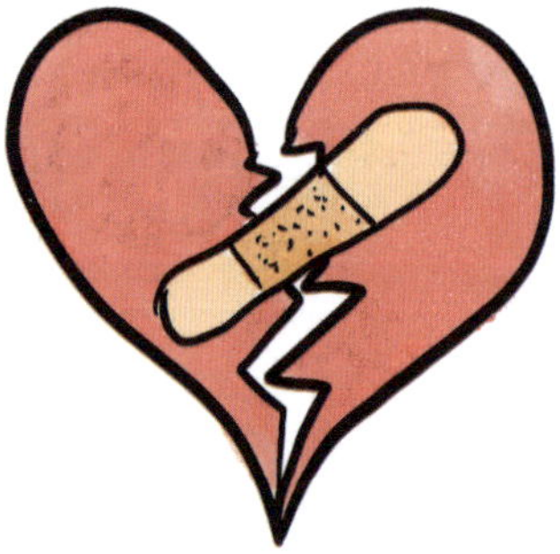

Marie

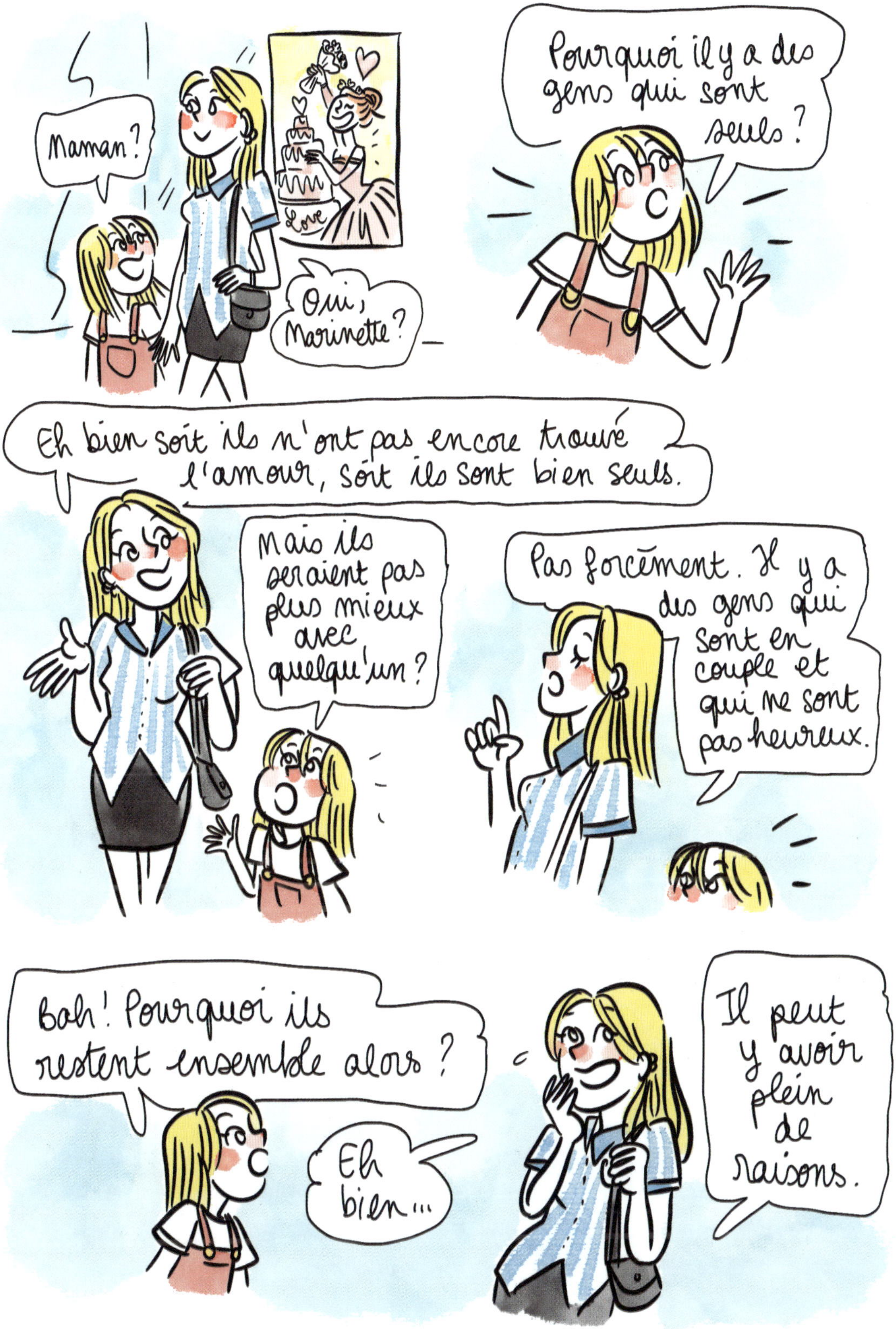

Maman ?
Oui, Marinette ?
Pourquoi il y a des gens qui sont seuls ?
Eh bien soit ils n'ont pas encore trouvé l'amour, soit ils sont bien seuls.
Mais ils seraient pas plus mieux avec quelqu'un ?
Pas forcément. Il y a des gens qui sont en couple et qui ne sont pas heureux.
Bah ! Pourquoi ils restent ensemble alors ?
Eh bien...
Il peut y avoir plein de raisons.

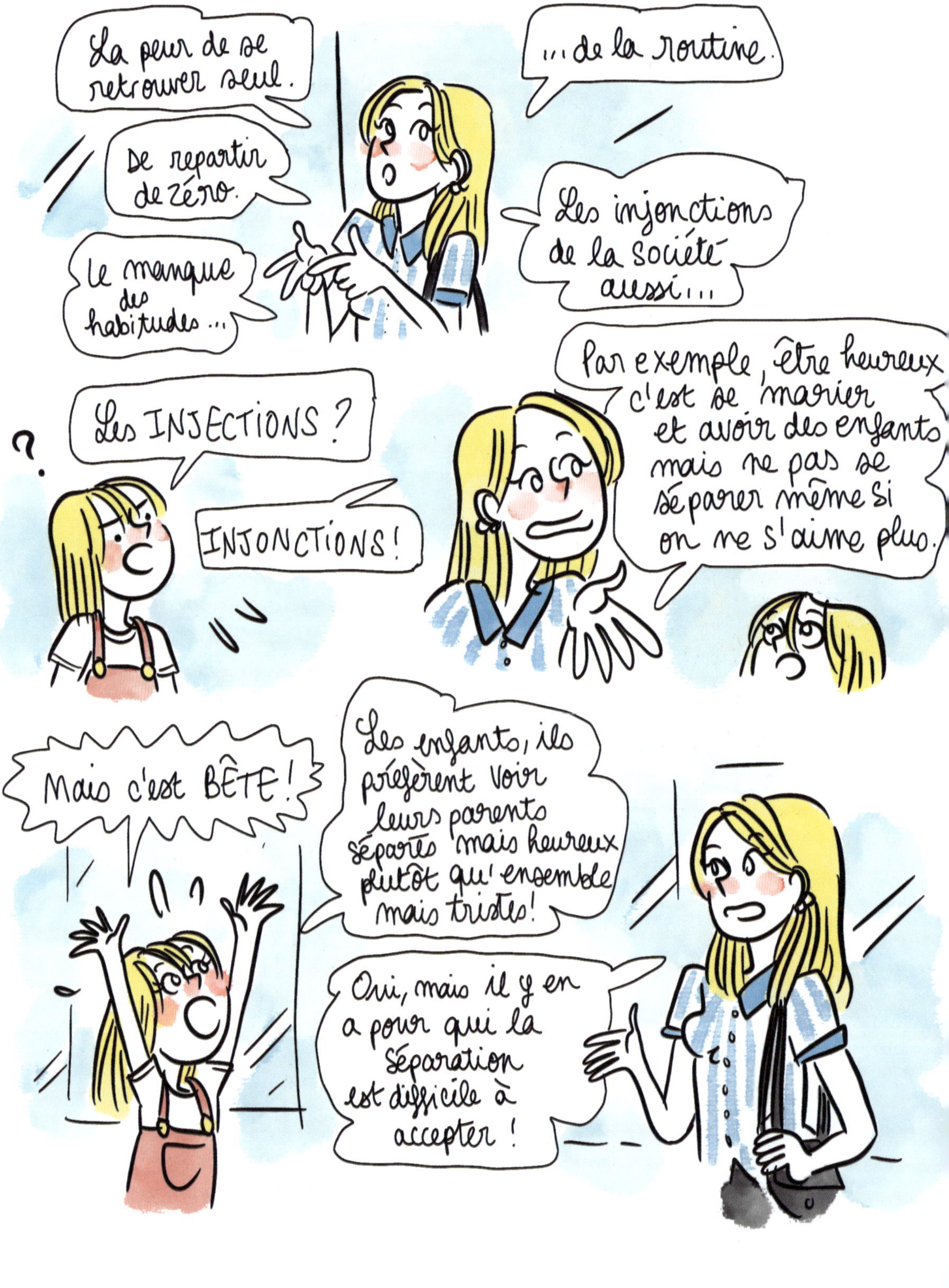

La peur de se retrouver seul.
De repartir de zéro.
Le manque des habitudes...
...de la routine.
Les injonctions de la société aussi...
Les INJECTIONS ?
INJONCTIONS !
Par exemple, être heureux c'est se marier et avoir des enfants mais ne pas se séparer même si on ne s'aime plus.
Mais c'est BÊTE !
Les enfants, ils préfèrent voir leurs parents séparés mais heureux plutôt qu'ensemble mais tristes !
Oui, mais il y en a pour qui la séparation est difficile à accepter !

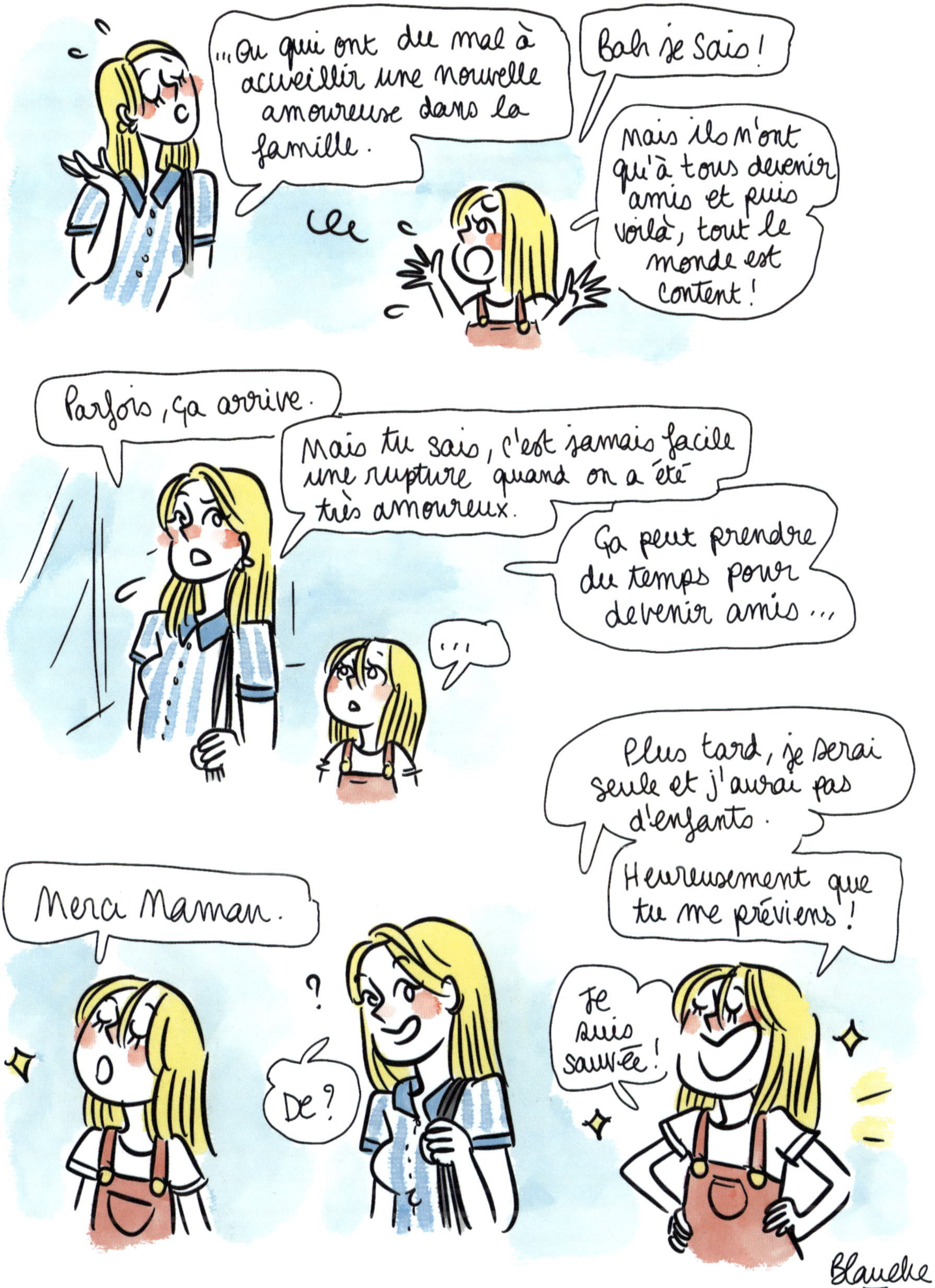
...Ou qui ont du mal à accueillir une nouvelle amoureuse dans la famille.
Bah je sais !
Mais ils n'ont qu'à tous devenir amis et puis voilà, tout le monde est content !
Parfois, ça arrive.
Mais tu sais, c'est jamais facile une rupture quand on a été très amoureux.
Ça peut prendre du temps pour devenir amis...
...
Plus tard, je serai seule et j'aurai pas d'enfants.
Heureusement que tu me préviens !
Merci Maman.
?
De ?
Je suis sauvée !
Blanche

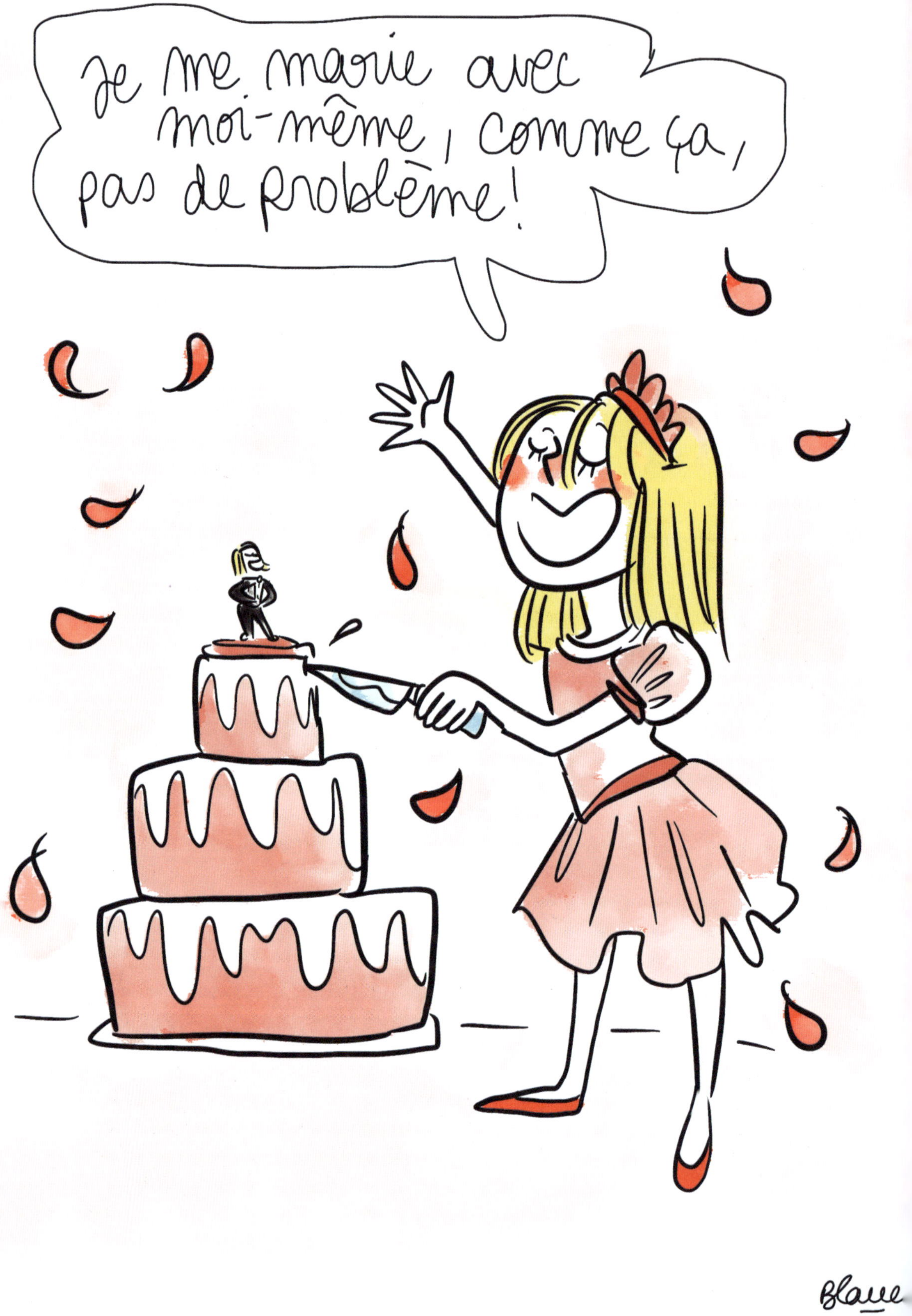
Je me marie avec moi-même, comme ça, pas de problème !
Blaue

La masturbation

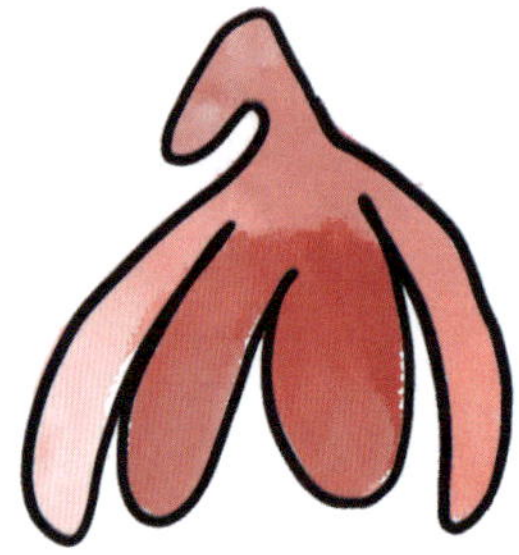

Marie [signature]

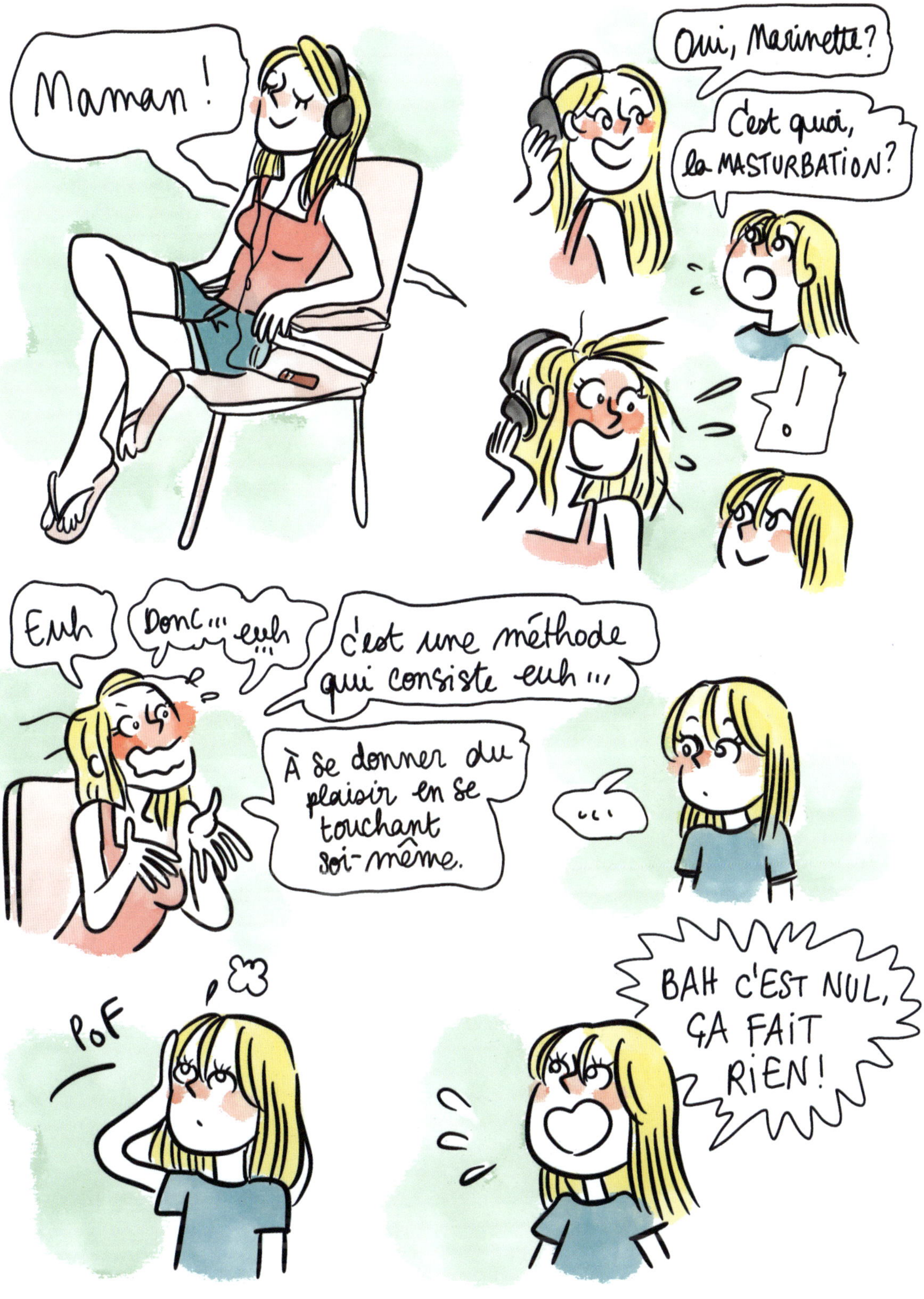
Maman !
Oui, Marinette ?
C'est quoi, la MASTURBATION ?
!
Euh
Donc… euh…
C'est une méthode qui consiste euh…
À se donner du plaisir en se touchant soi-même.
…
PoF
BAH C'EST NUL, ÇA FAIT RIEN !

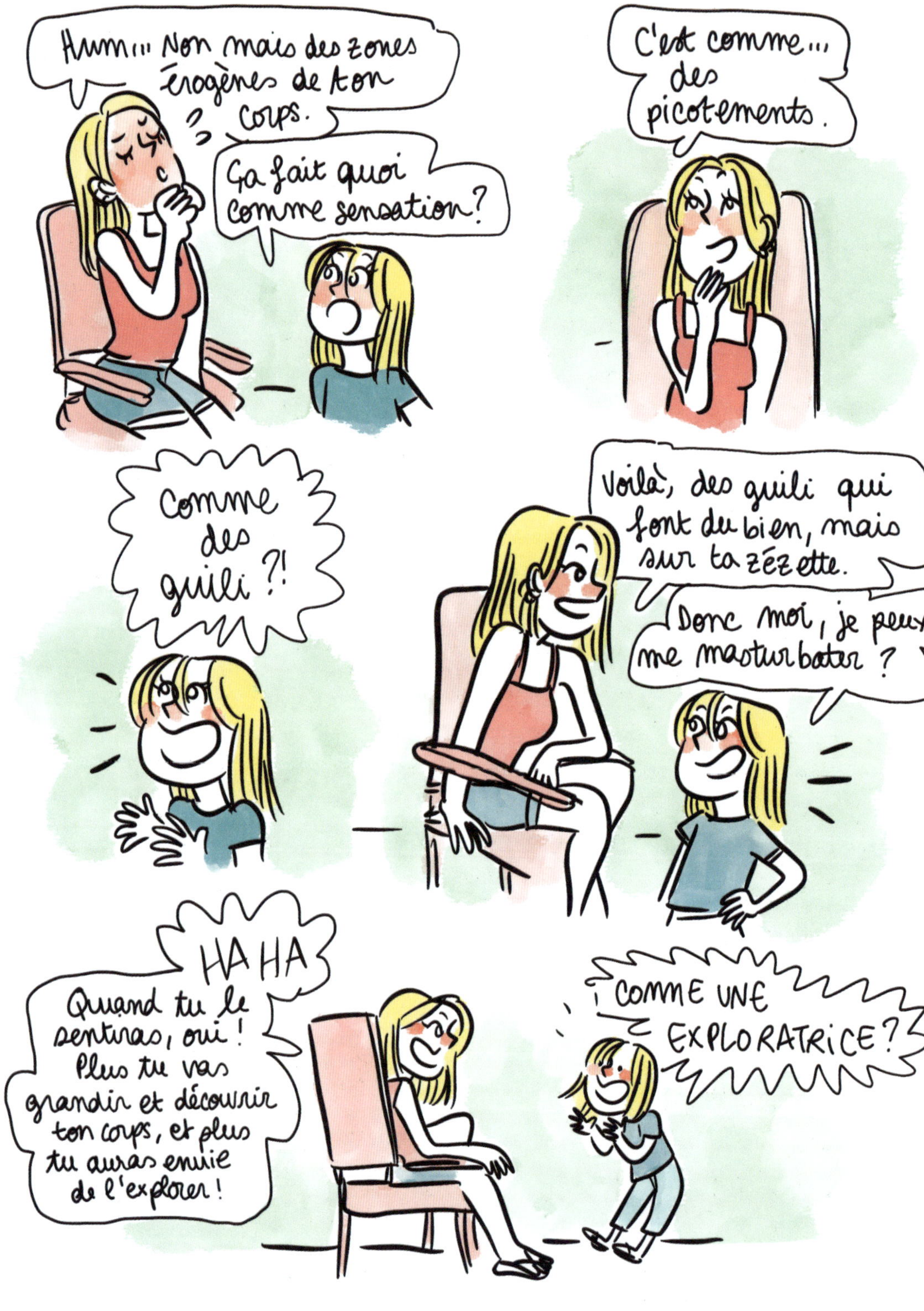
Hum... Non mais des zones érogènes de ton corps.
Ça fait quoi comme sensation ?
C'est comme... des picotements.
Comme des guili ?!
Voilà, des guili qui font du bien, mais sur ta zézette.
Donc moi, je peux me masturbater ?
HAHA
Quand tu le sentiras, oui ! Plus tu vas grandir et découvrir ton corps, et plus tu auras envie de l'explorer !
¡ COMME UNE EXPLORATRICE ?

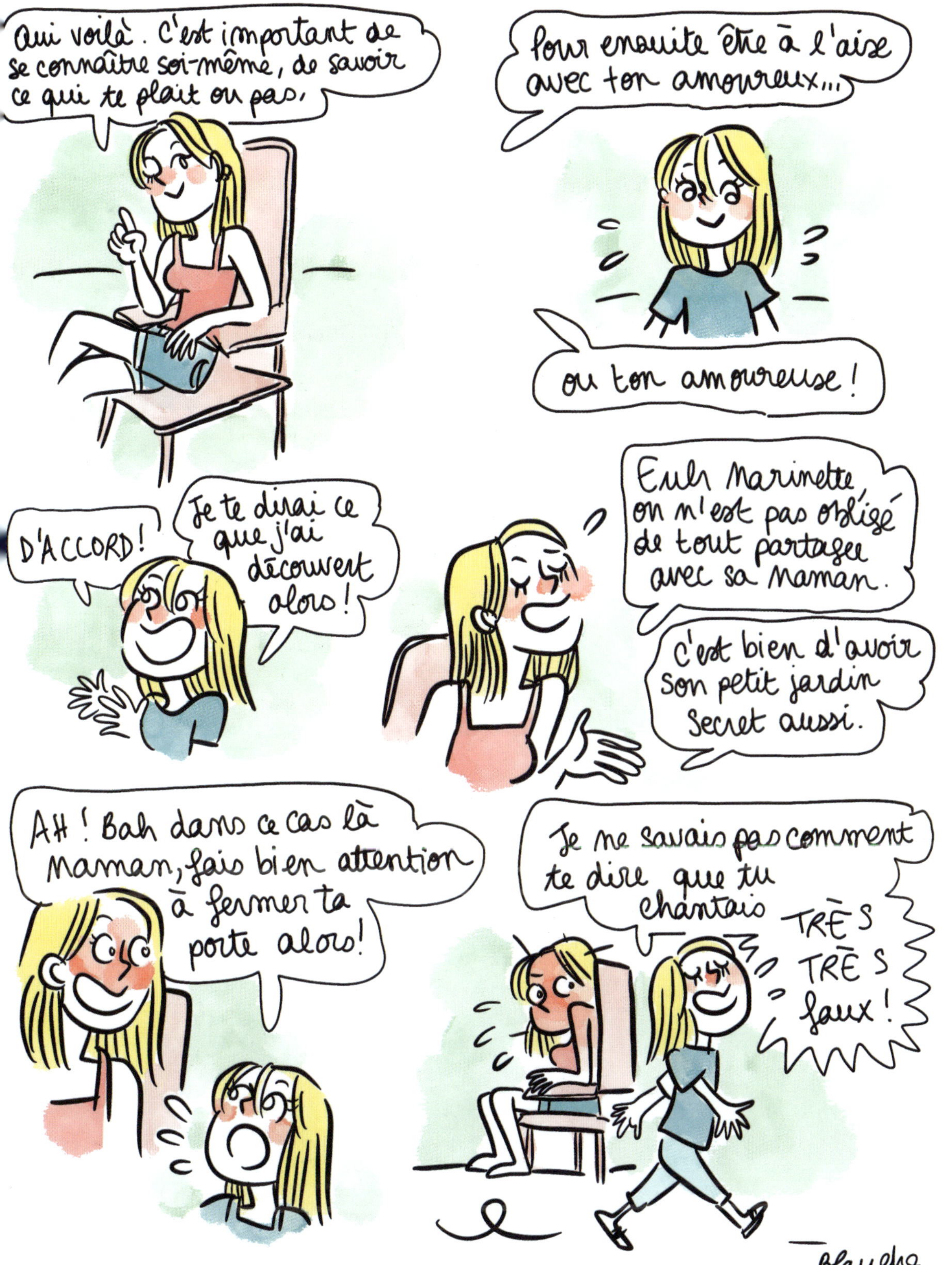
Oui voilà. C'est important de se connaître soi-même, de savoir ce qui te plaît ou pas,
Pour ensuite être à l'aise avec ton amoureux...
ou ton amoureuse !
D'ACCORD !
Je te dirai ce que j'ai découvert alors !
Euh Marinette, on n'est pas obligé de tout partager avec sa maman.
C'est bien d'avoir son petit jardin secret aussi.
AH ! Bah dans ce cas là maman, fais bien attention à fermer ta porte alors !
Je ne savais pas comment te dire que tu chantais
TRÈS TRÈS faux !
Blanche

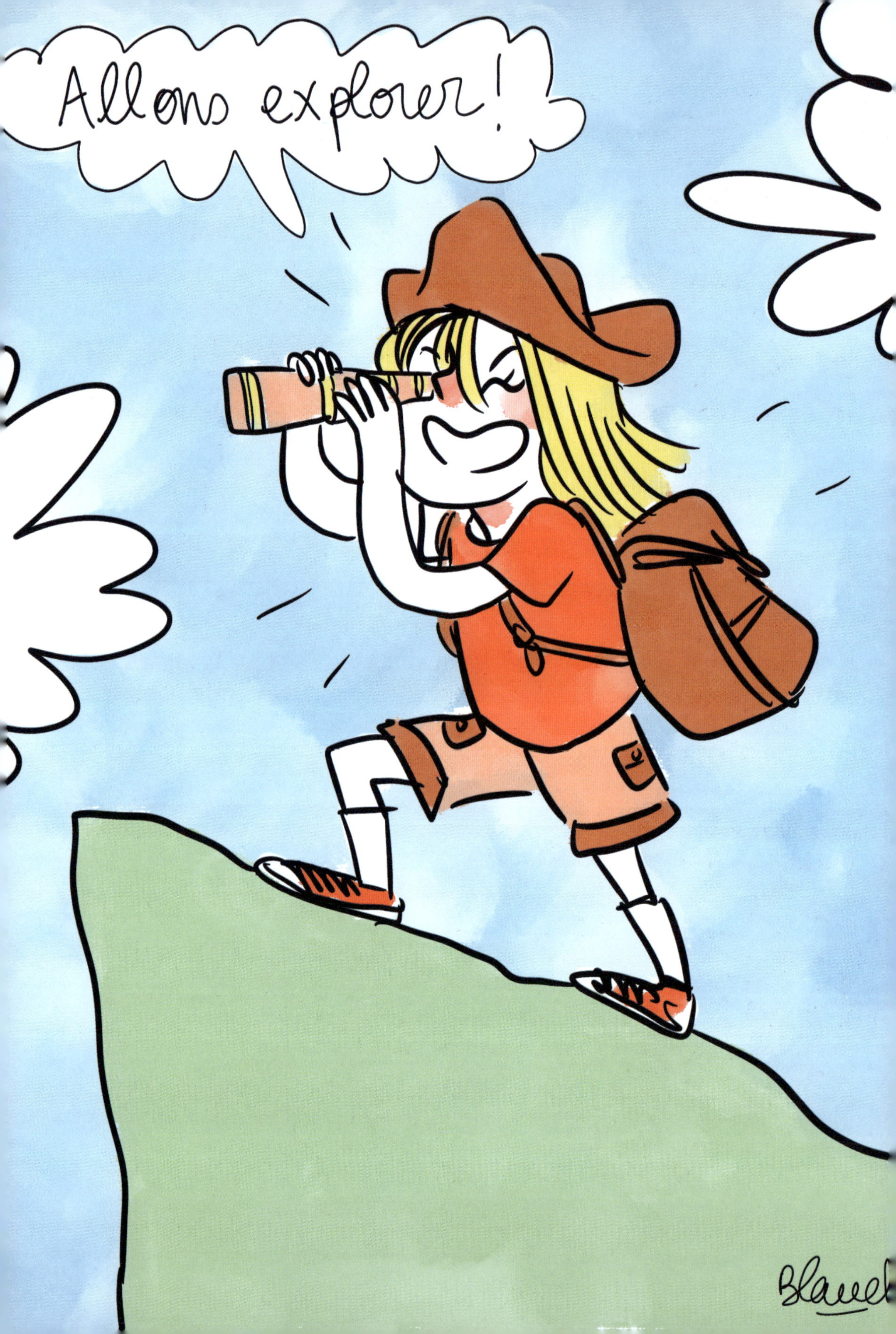
Allons explorer !
Blaue

Les bébés

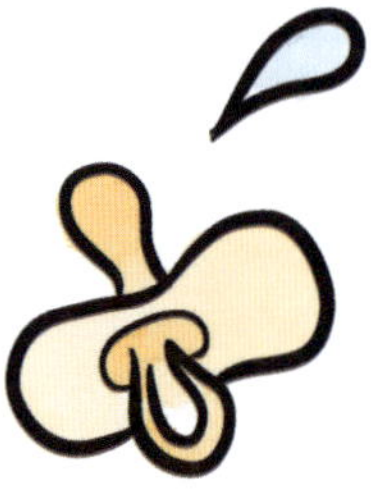

Marie

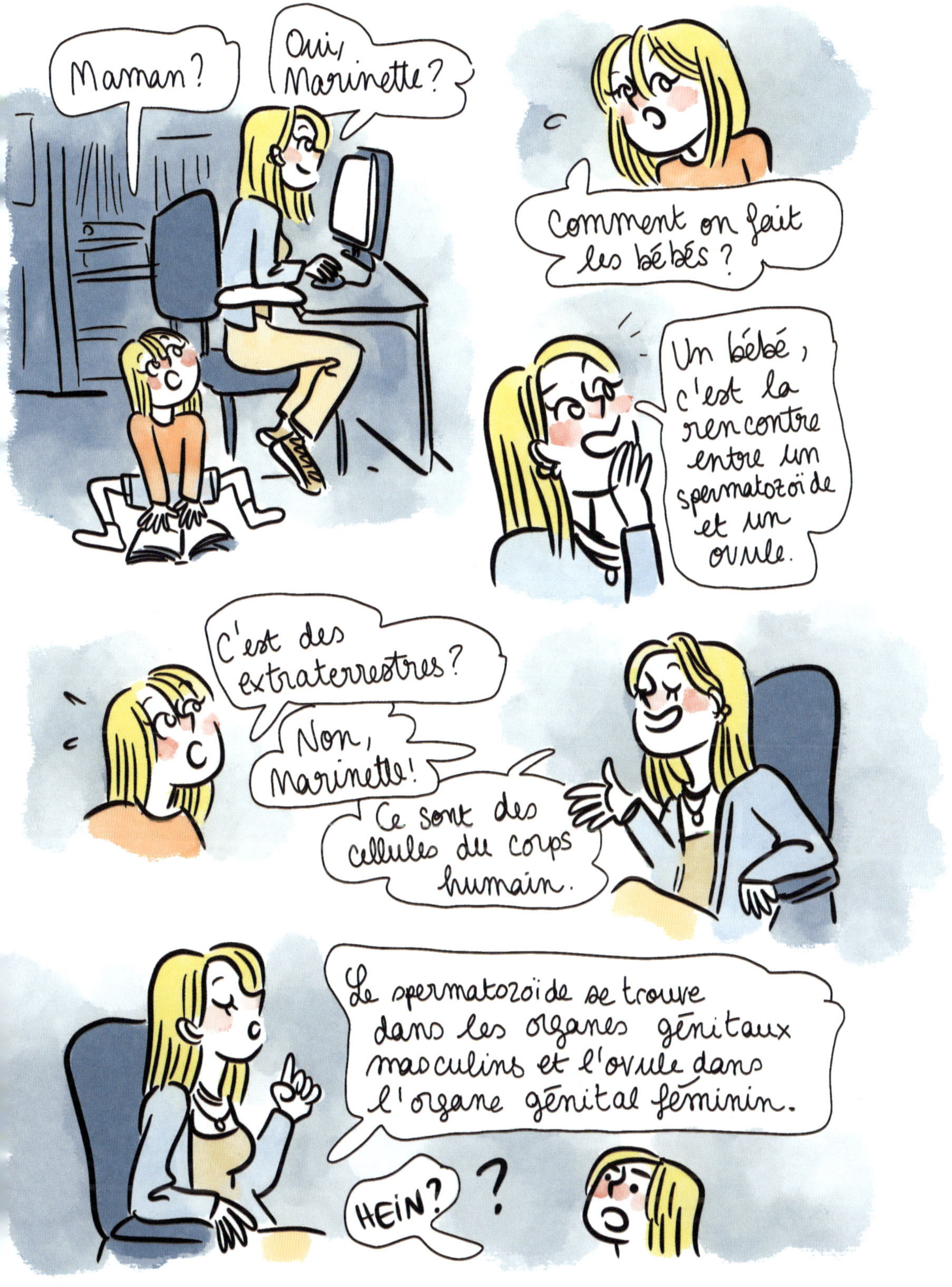
Maman ?
Oui, Marinette ?
Comment on fait les bébés ?
Un bébé, c'est la rencontre entre un spermatozoïde et un ovule.
C'est des extraterrestres ?
Non, Marinette !
Ce sont des cellules du corps humain.
Le spermatozoïde se trouve dans les organes génitaux masculins et l'ovule dans l'organe génital féminin.
HEIN ?
?

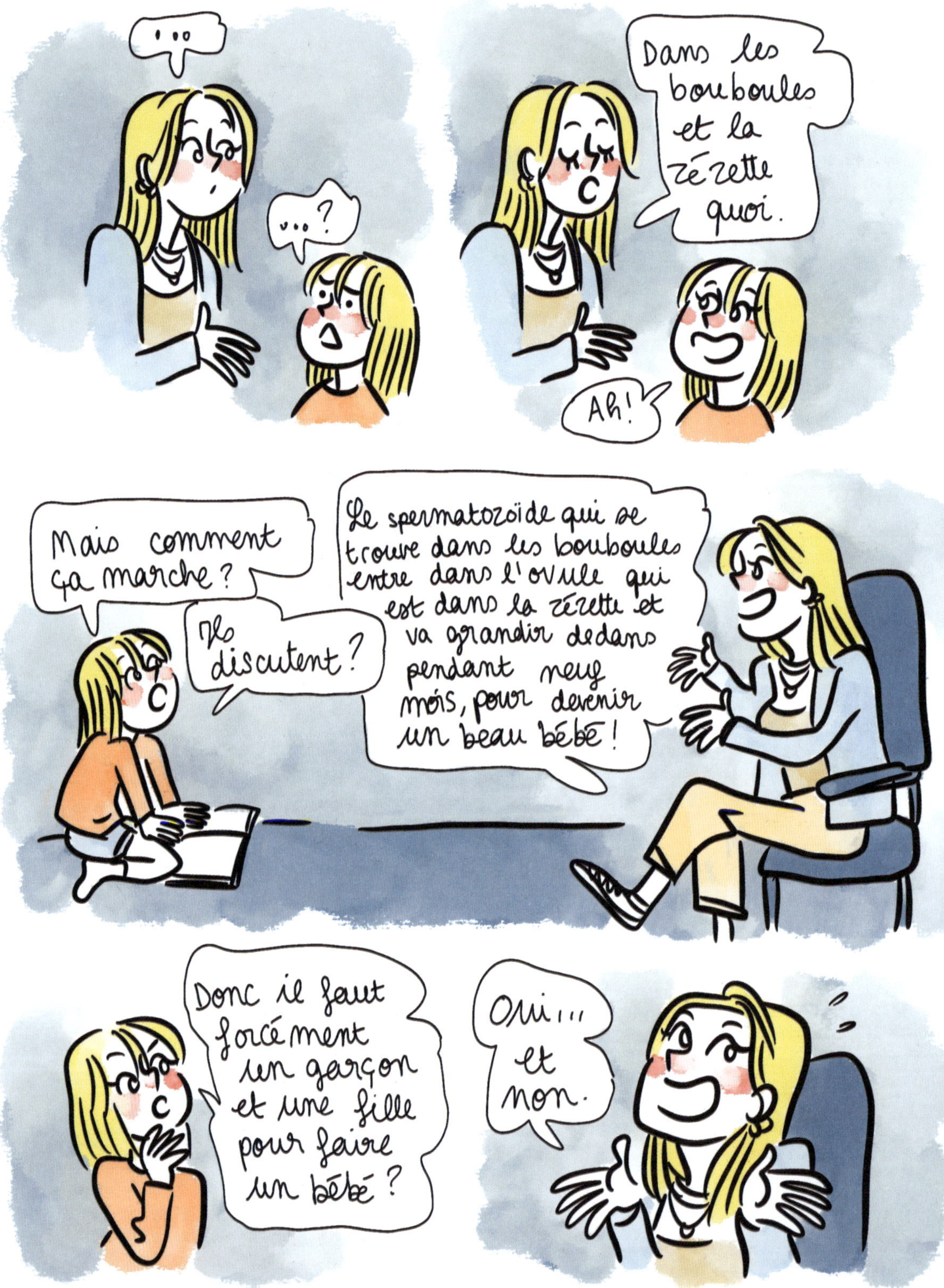
...
...?
Dans les bouboules et la zézette quoi.
Ah!
Mais comment ça marche ?
Ils discutent ?
Le spermatozoïde qui se trouve dans les bouboules entre dans l'ovule qui est dans la zézette et va grandir dedans pendant neuf mois, pour devenir un beau bébé !
Donc il faut forcément un garçon et une fille pour faire un bébé ?
Oui... et non.

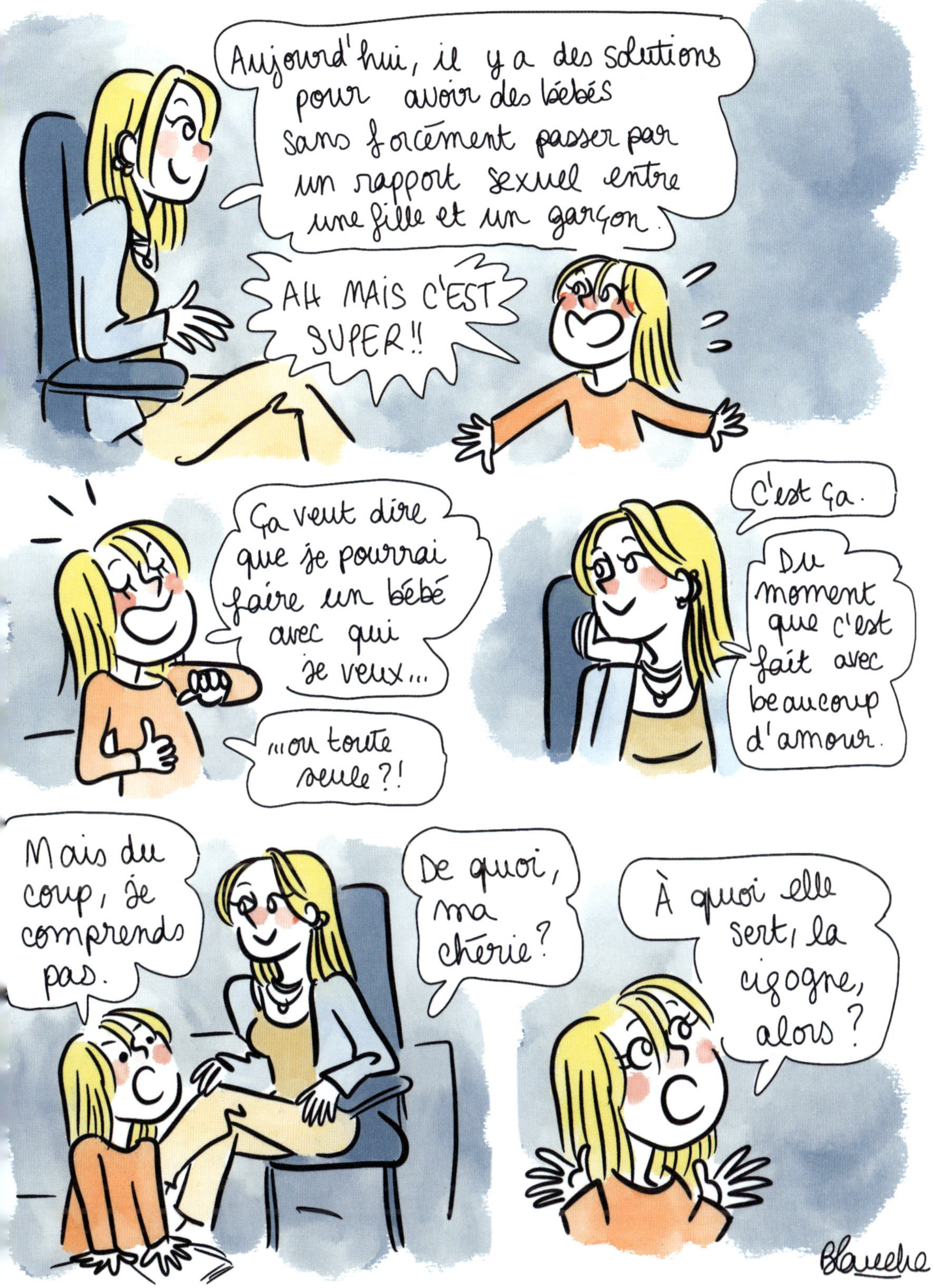
Aujourd'hui, il y a des solutions pour avoir des bébés sans forcément passer par un rapport sexuel entre une fille et un garçon.
AH MAIS C'EST SUPER !!
Ça veut dire que je pourrai faire un bébé avec qui je veux...
...ou toute seule ?!
C'est ça.
Du moment que c'est fait avec beaucoup d'amour.
Mais du coup, je comprends pas.
De quoi, ma chérie ?
À quoi elle sert, la cigogne, alors ?
Blanche

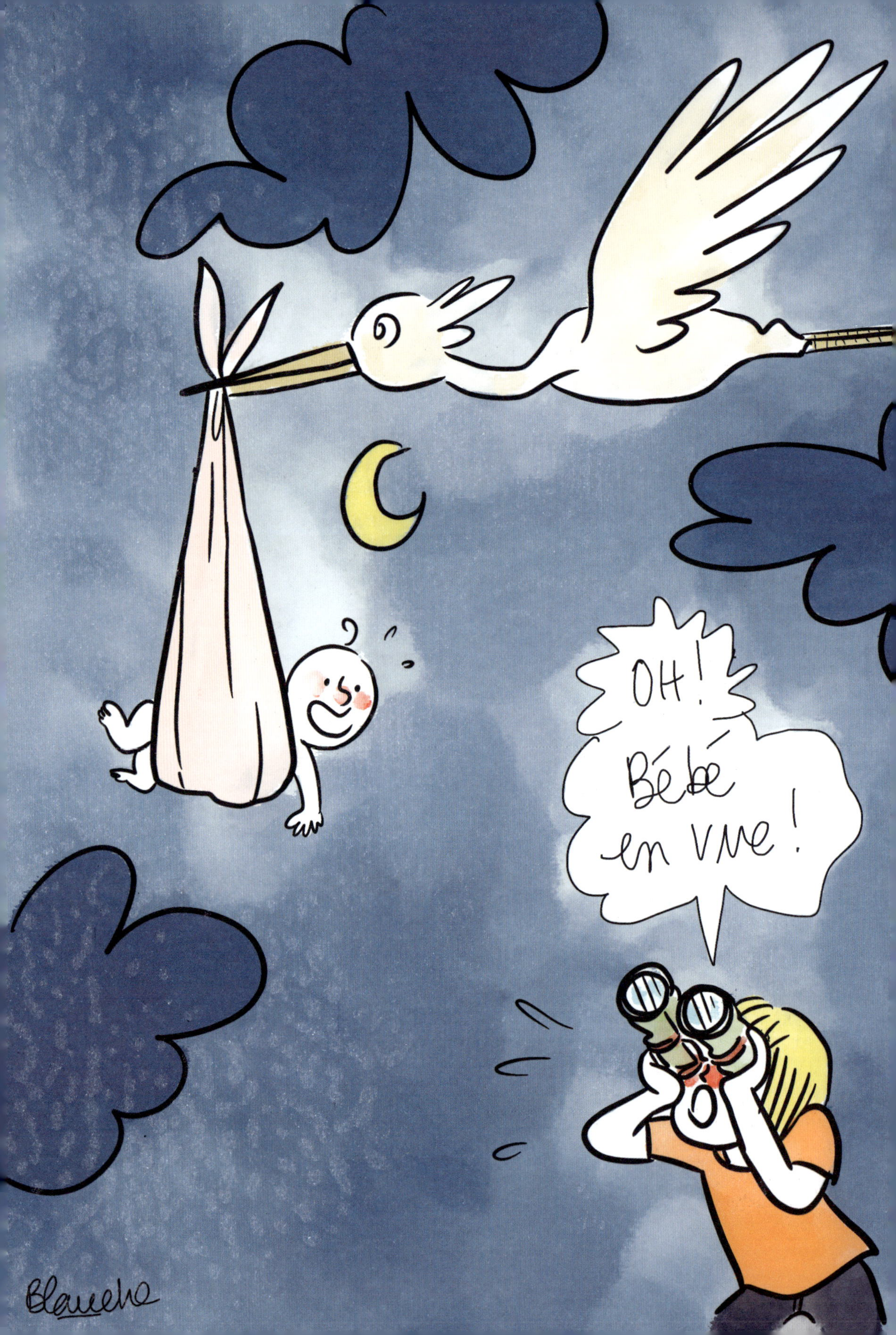
OH !
Bébé en vue !
Blanche

L'allaitement

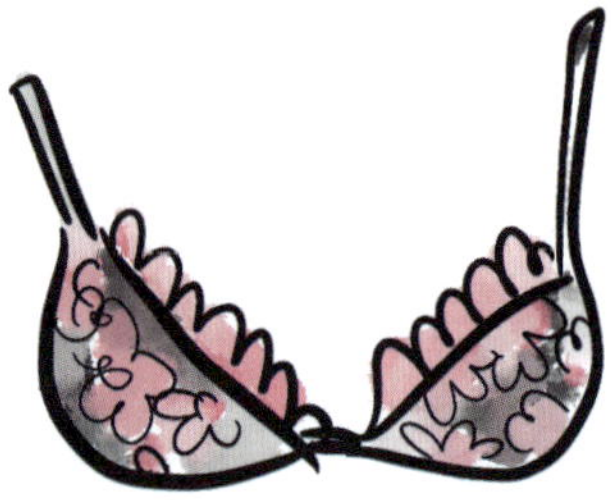

Marie M

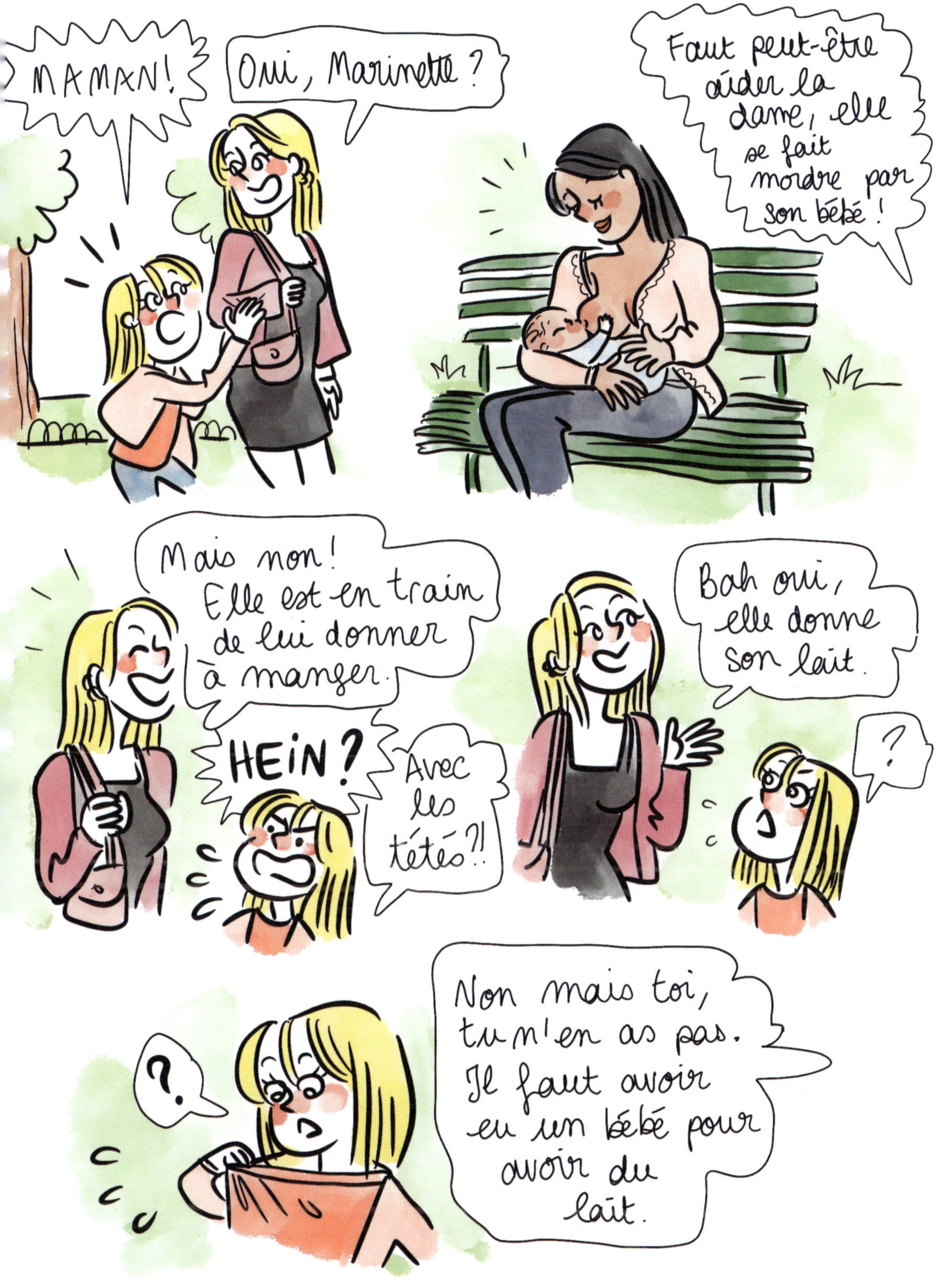
MAMAN!
Oui, Marinette ?
Faut peut-être aider la dame, elle se fait mordre par son bébé !
Mais non! Elle est en train de lui donner à manger.
HEIN ?
Avec les tétés ?!
Bah oui, elle donne son lait.
?
?
Non mais toi, tu n'en as pas. Il faut avoir eu un bébé pour avoir du lait.

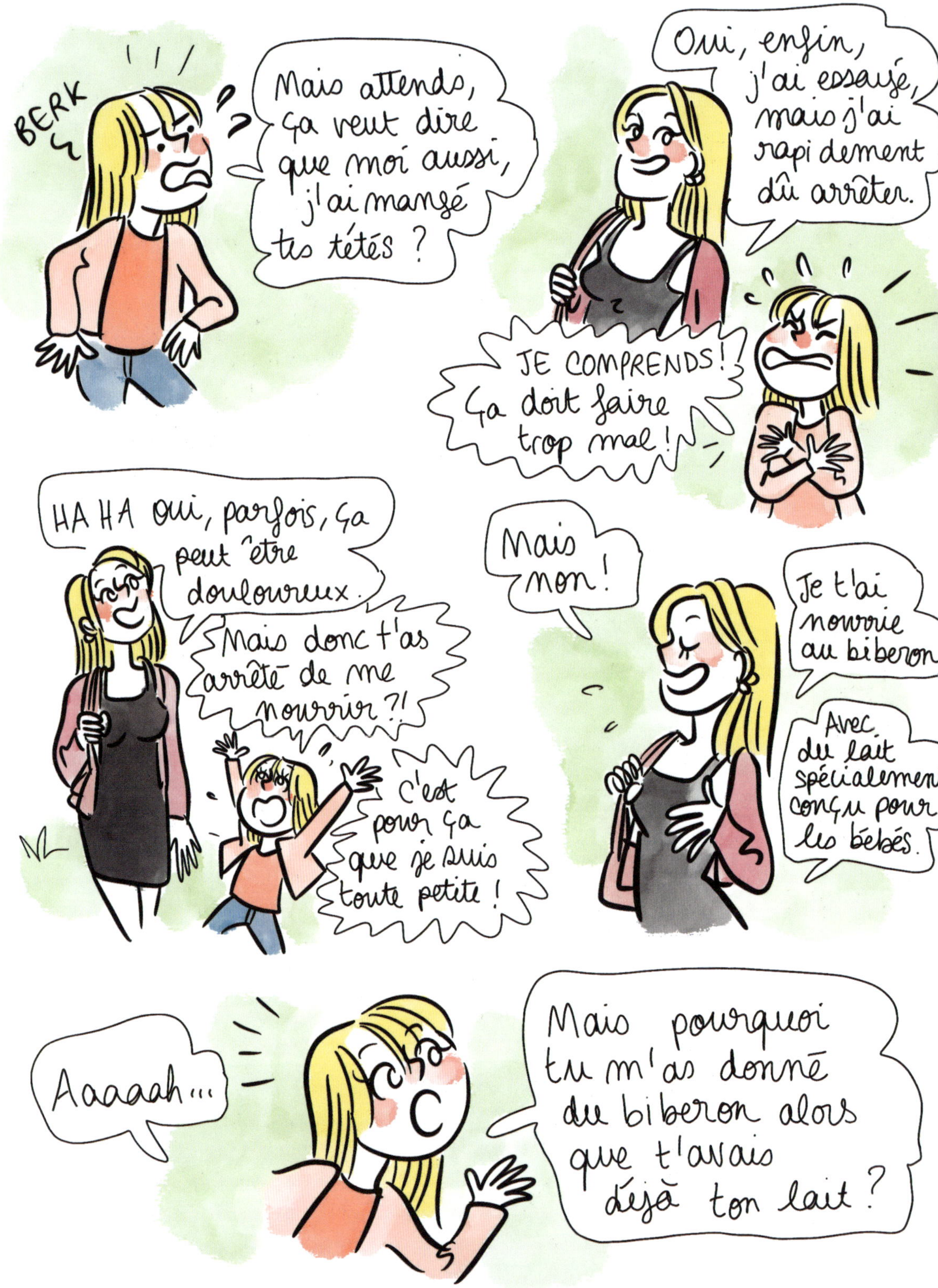
BERK
Mais attends, ça veut dire que moi aussi, j'ai mangé tes tétés ?
Oui, enfin, j'ai essayé, mais j'ai rapidement dû arrêter.
JE COMPRENDS ! Ça doit faire trop mal !
HA HA oui, parfois, ça peut être douloureux.
Mais donc t'as arrêté de me nourrir ?!
C'est pour ça que je suis toute petite !
Mais non !
Je t'ai nourrie au biberon
Avec du lait spécialement conçu pour les bébés.
Aaaaah...
Mais pourquoi tu m'as donné du biberon alors que t'avais déjà ton lait ?

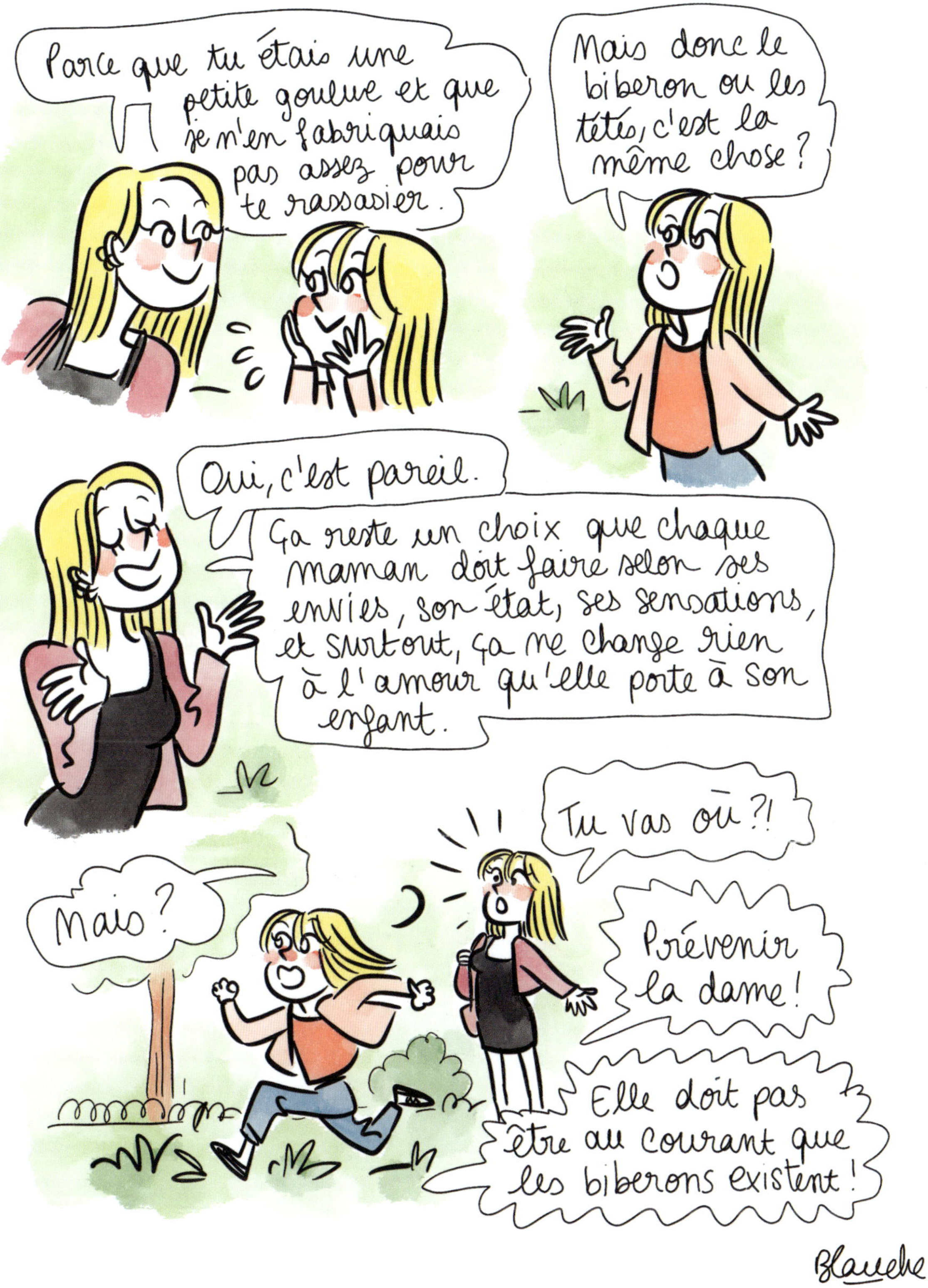
Parce que tu étais une petite goulue et que je n'en fabriquais pas assez pour te rassasier.
Mais donc le biberon ou les tétés, c'est la même chose ?
Oui, c'est pareil.
Ça reste un choix que chaque maman doit faire selon ses envies, son état, ses sensations, et surtout, ça ne change rien à l'amour qu'elle porte à son enfant.
Tu vas où ?!
Mais ?
Prévenir la dame !
Elle doit pas être au courant que les biberons existent !
Blanche

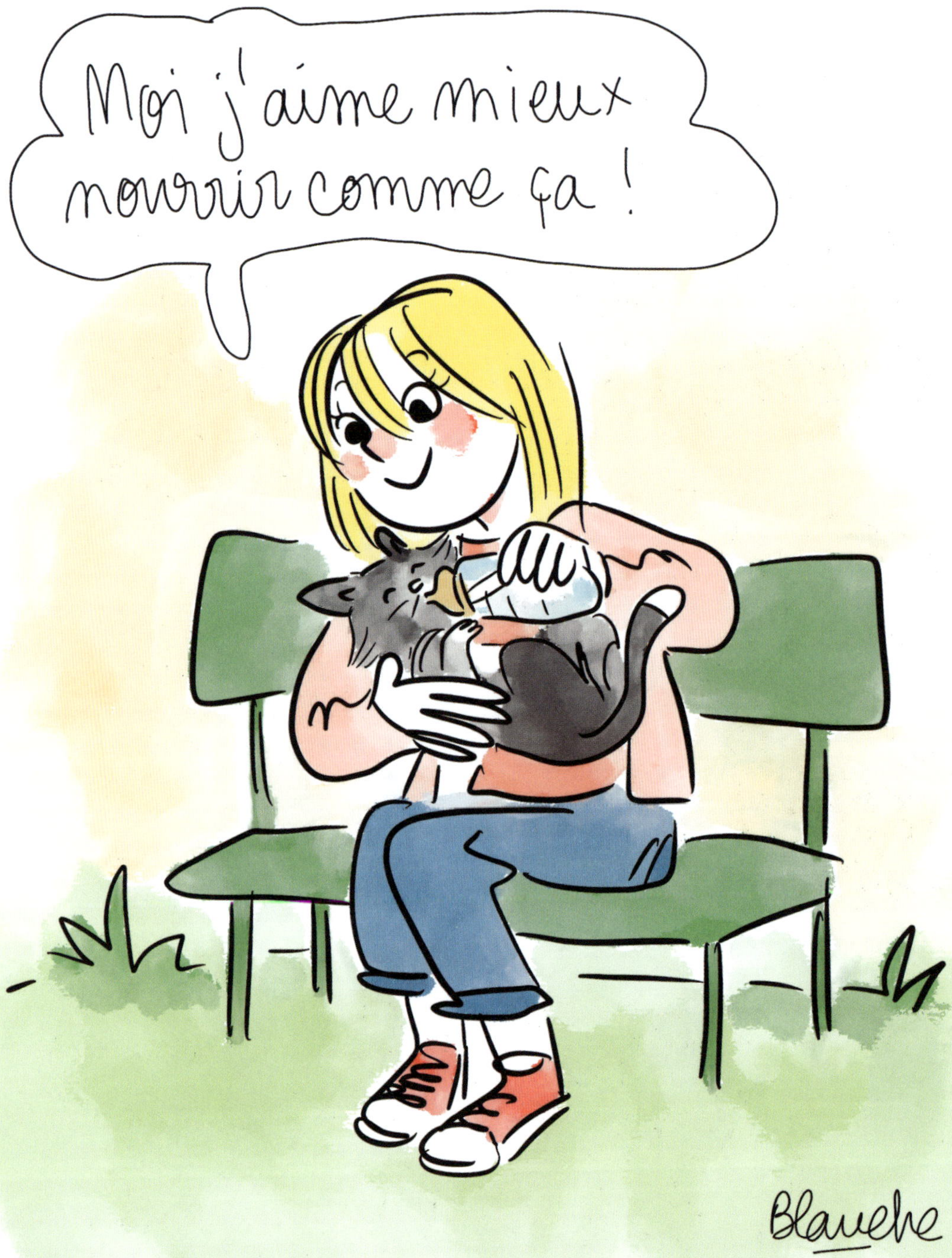
Moi j'aime mieux nourrir comme ça !
Blanche

La fausse couche

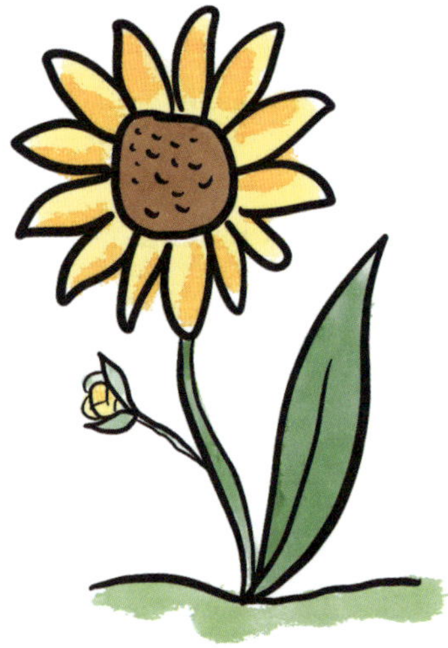

Marie M

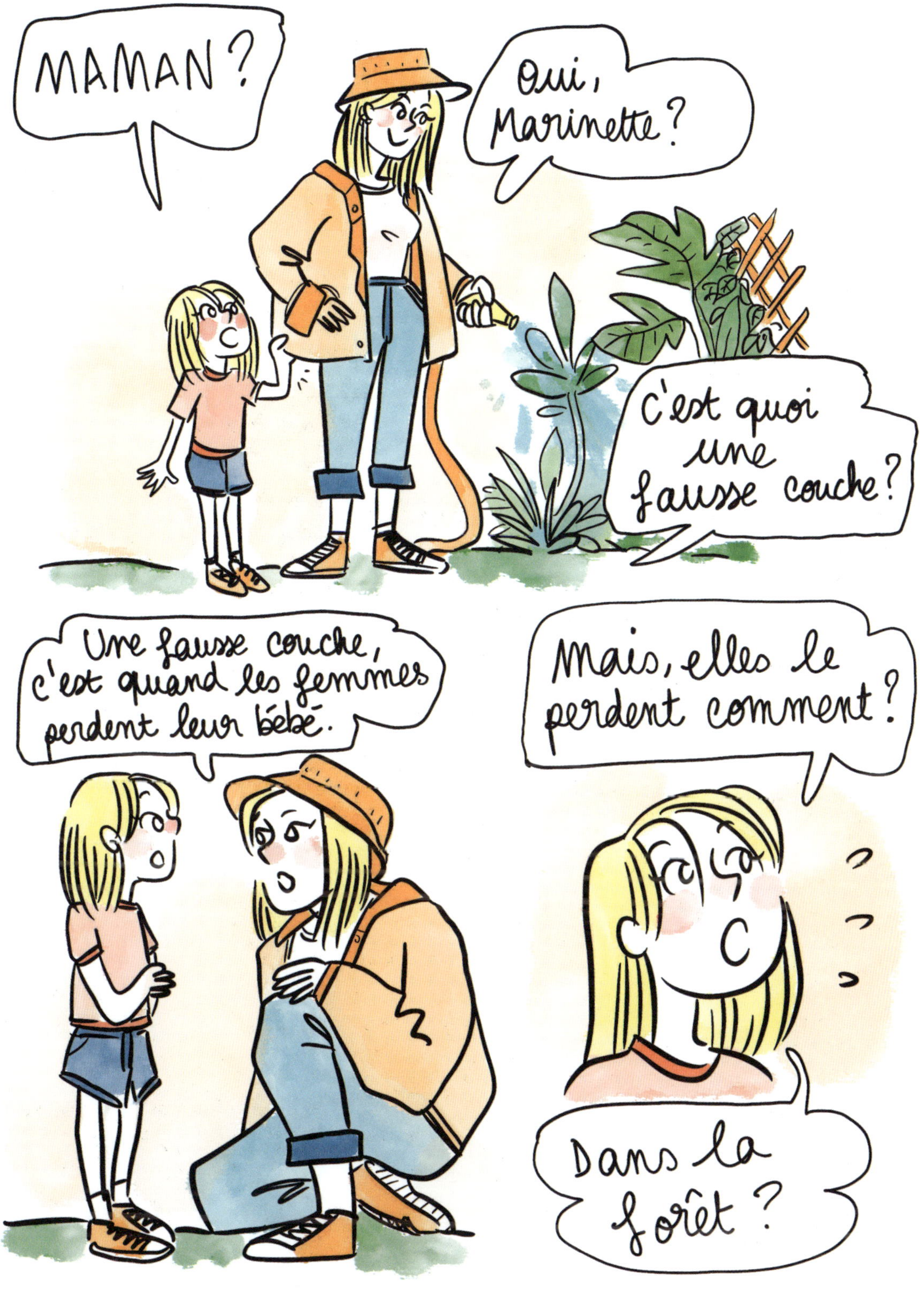
MAMAN ?
Oui, Marinette ?
C'est quoi une fausse couche ?
Une fausse couche, c'est quand les femmes perdent leur bébé.
Mais, elles le perdent comment ?
Dans la forêt ?

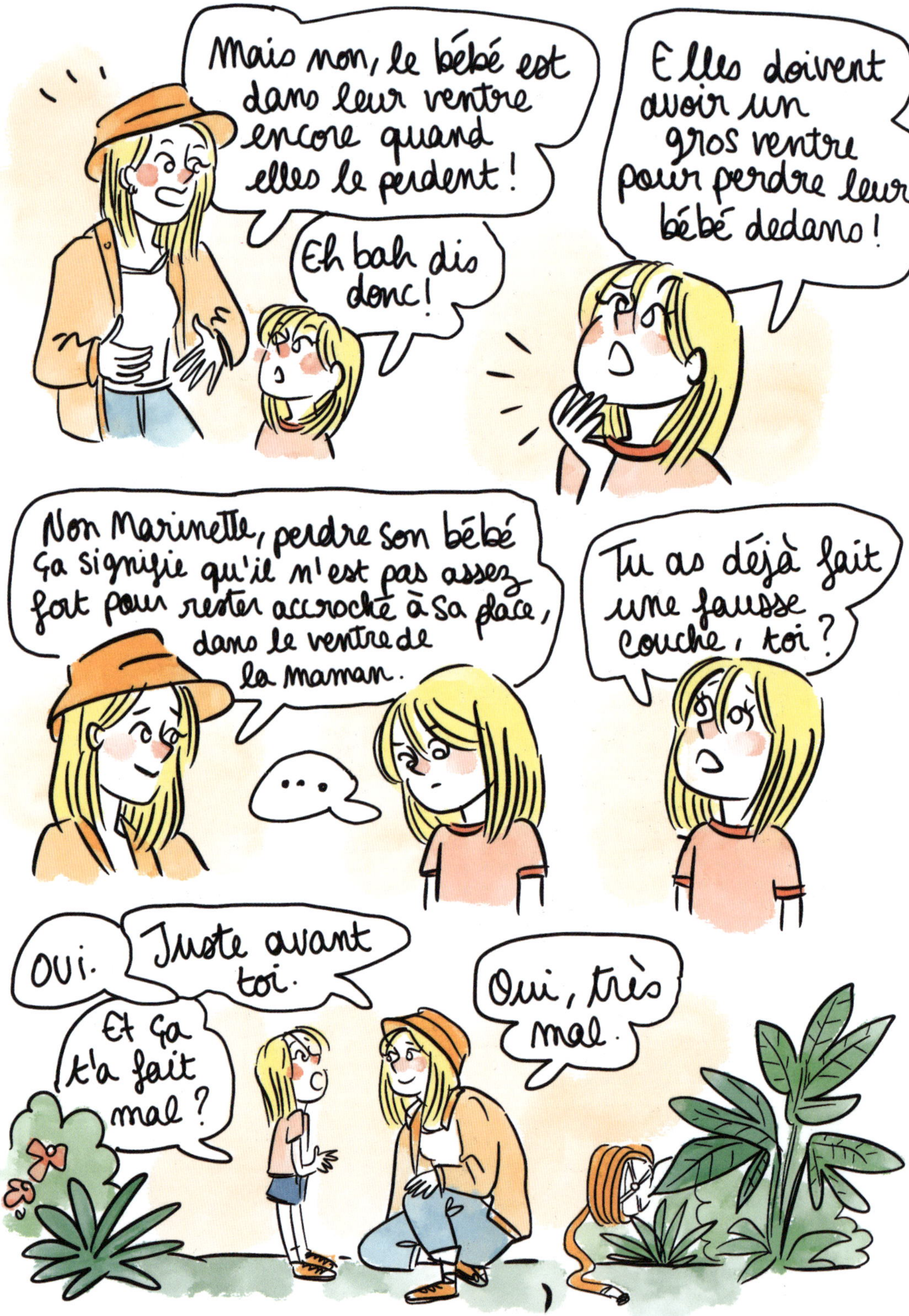
Mais non, le bébé est dans leur ventre encore quand elles le perdent !
Eh bah dis donc !
Elles doivent avoir un gros ventre pour perdre leur bébé dedans !
Non Marinette, perdre son bébé ça signifie qu'il n'est pas assez fort pour rester accroché à sa place, dans le ventre de la maman.
...
Tu as déjà fait une fausse couche, toi ?
Oui.
Juste avant toi.
Et ça t'a fait mal ?
Oui, très mal.

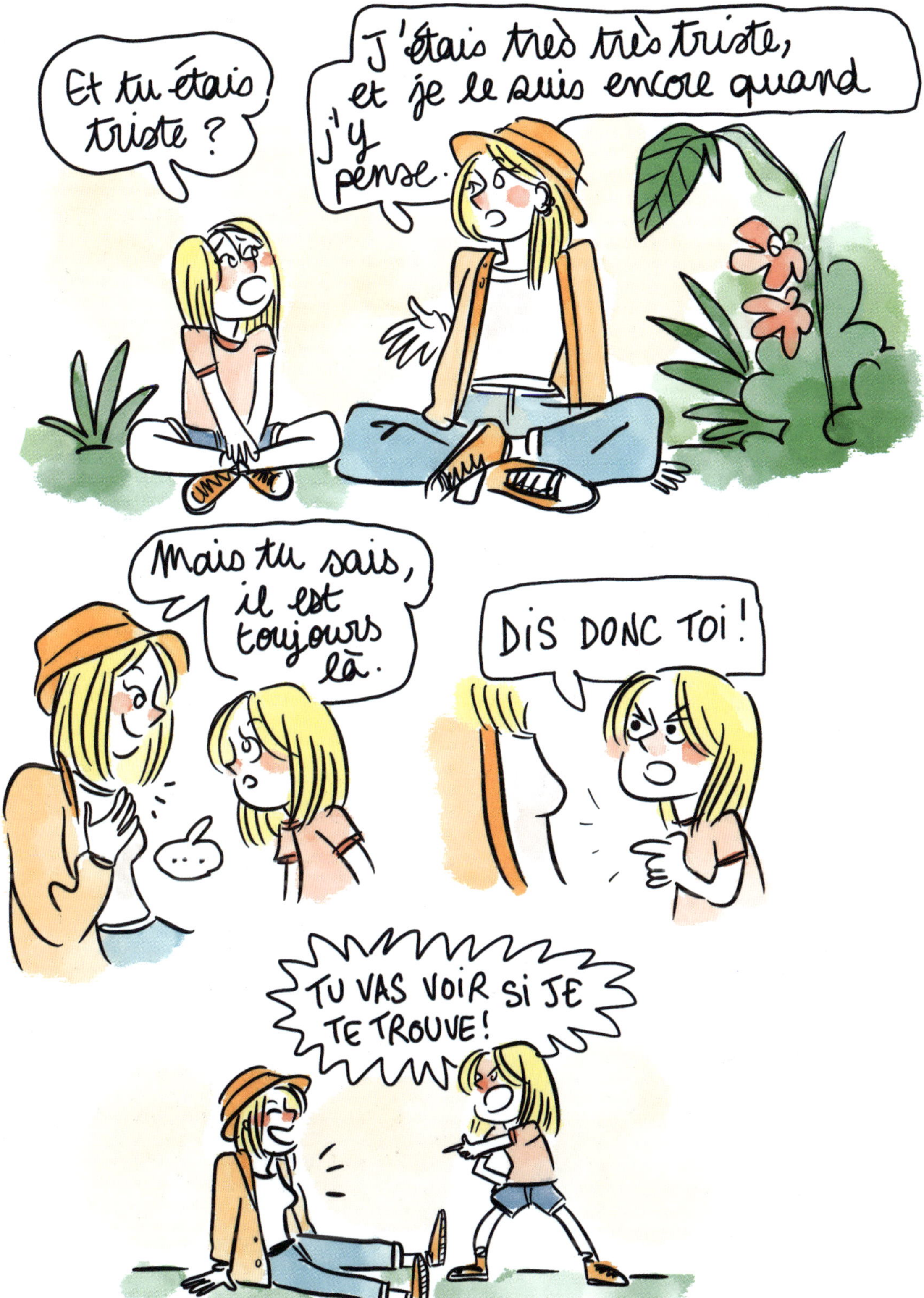
Et tu étais triste ?
J'étais très très triste, et je le suis encore quand j'y pense.
Mais tu sais, il est toujours là.
...
DIS DONC TOI !
TU VAS VOIR SI JE TE TROUVE !
Blanche

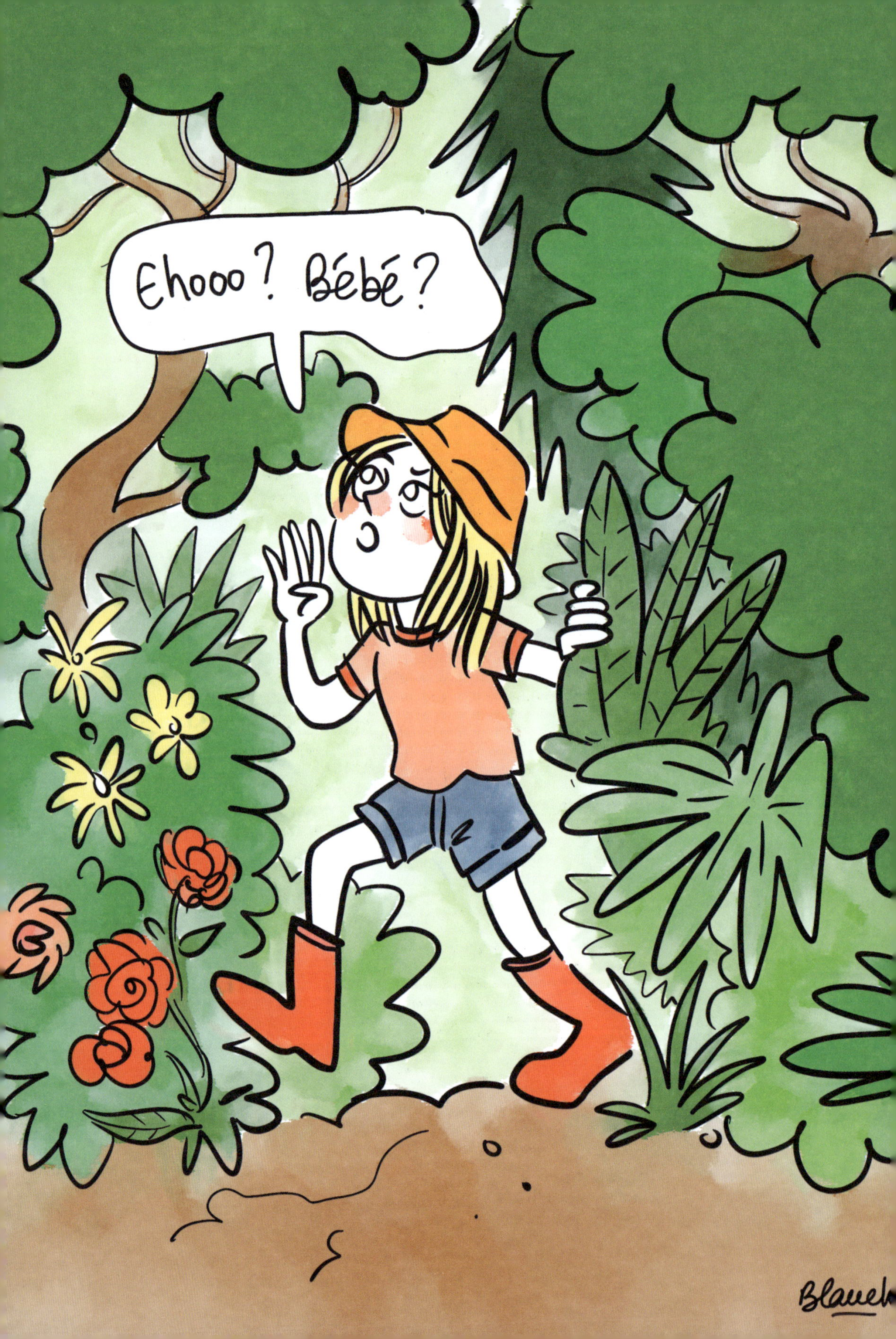
Ehooo ? Bébé ?
Blanch

Vieillir

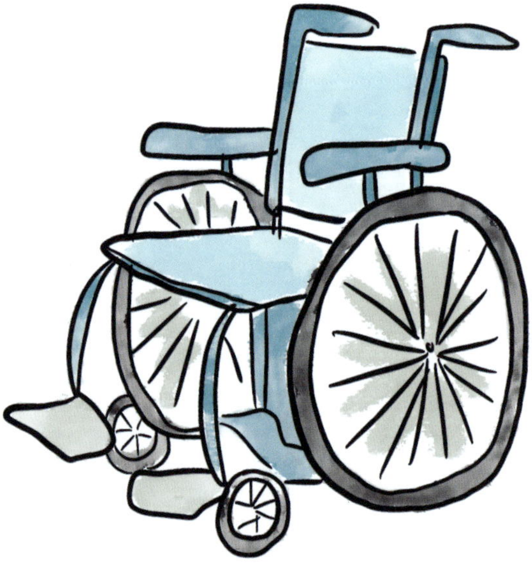

Marie [signature]

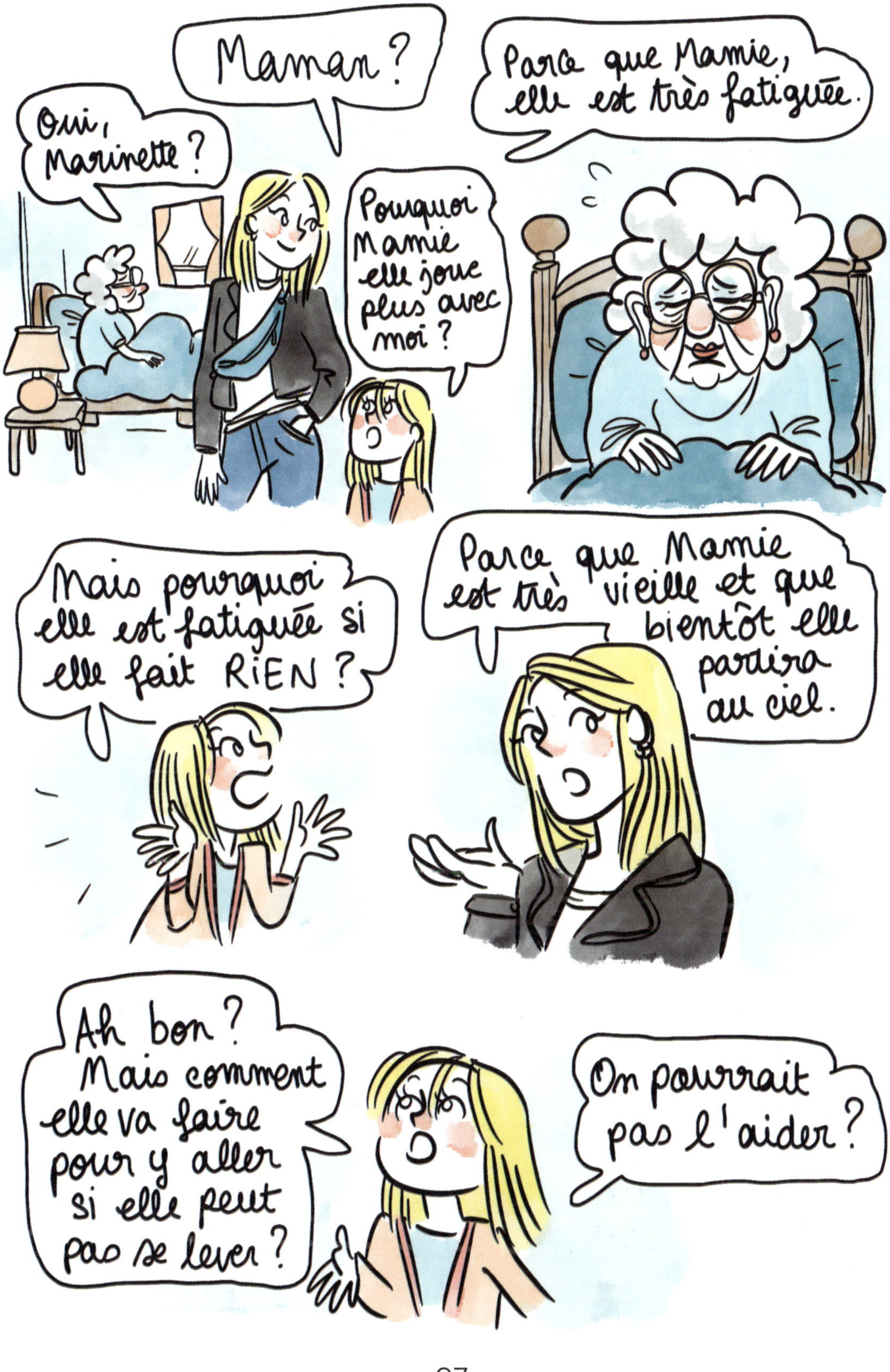
Maman ?
Oui, Marinette ?
Pourquoi Mamie elle joue plus avec moi ?
Parce que Mamie, elle est très fatiguée.
Mais pourquoi elle est fatiguée si elle fait RIEN ?
Parce que Mamie est très vieille et que bientôt elle partira au ciel.
Ah bon ? Mais comment elle va faire pour y aller si elle peut pas se lever ?
On pourrait pas l'aider ?

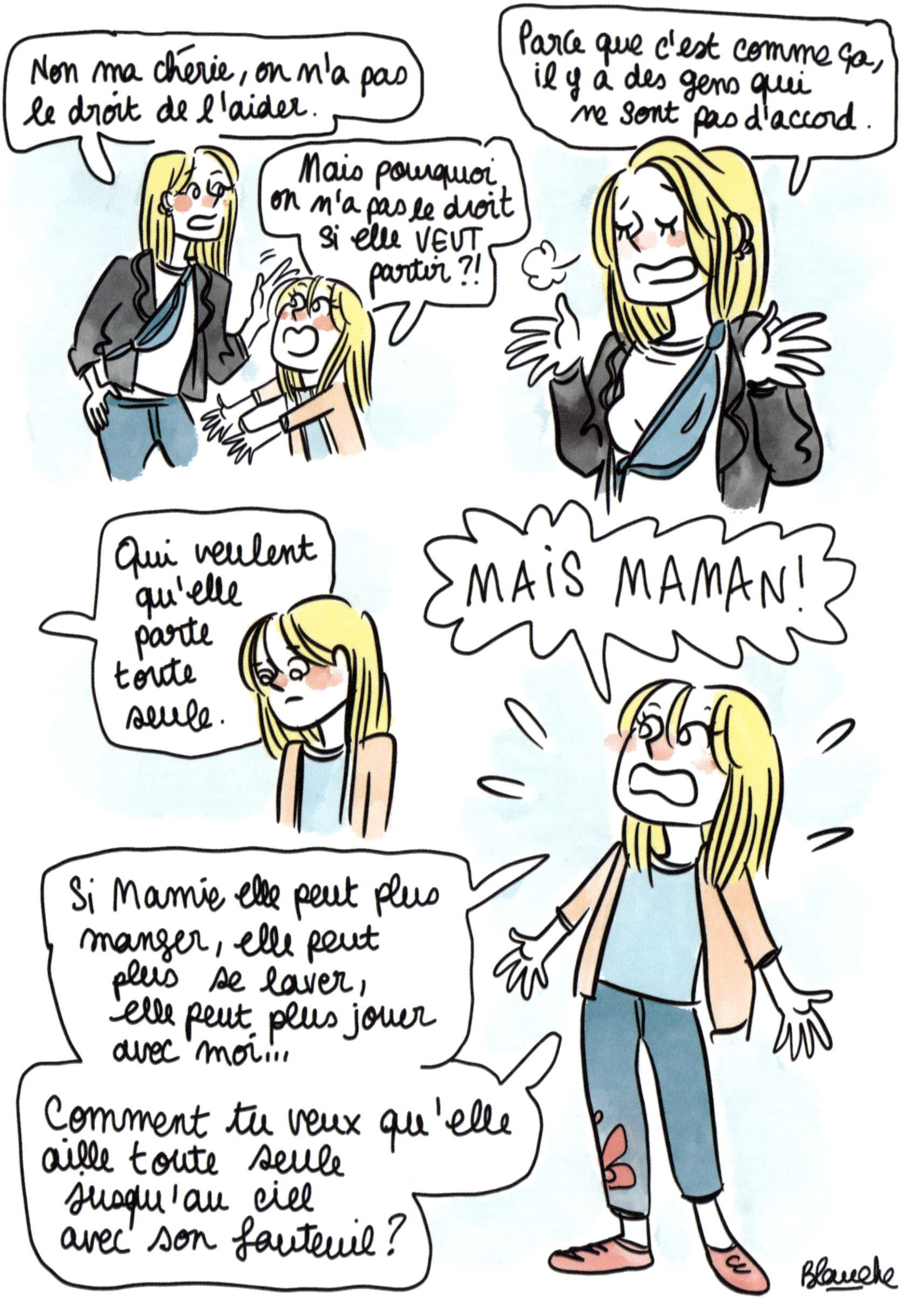
Non ma chérie, on n'a pas le droit de l'aider.
Mais pourquoi on n'a pas le droit si elle VEUT partir ?!
Parce que c'est comme ça, il y a des gens qui ne sont pas d'accord.
Qui veulent qu'elle parte toute seule.
MAIS MAMAN !
Si Mamie elle peut plus manger, elle peut plus se laver, elle peut plus jouer avec moi...
Comment tu veux qu'elle aille toute seule jusqu'au ciel avec son fauteuil ?
Blanche

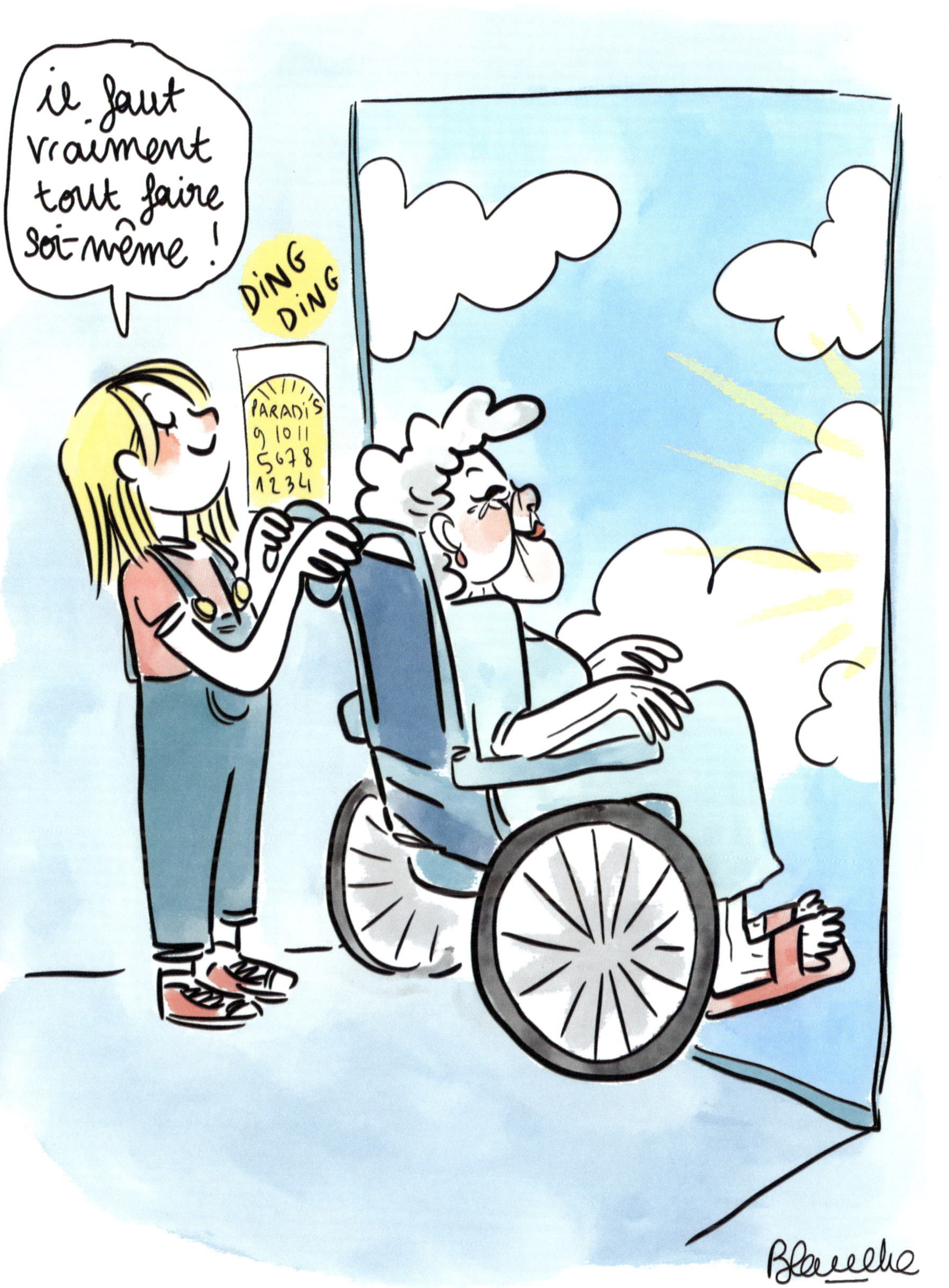
il faut vraiment tout faire soi-même !
DING DING
PARADIS
9 10 11
5 6 7 8
1 2 3 4
Blanche

La mort

Marie

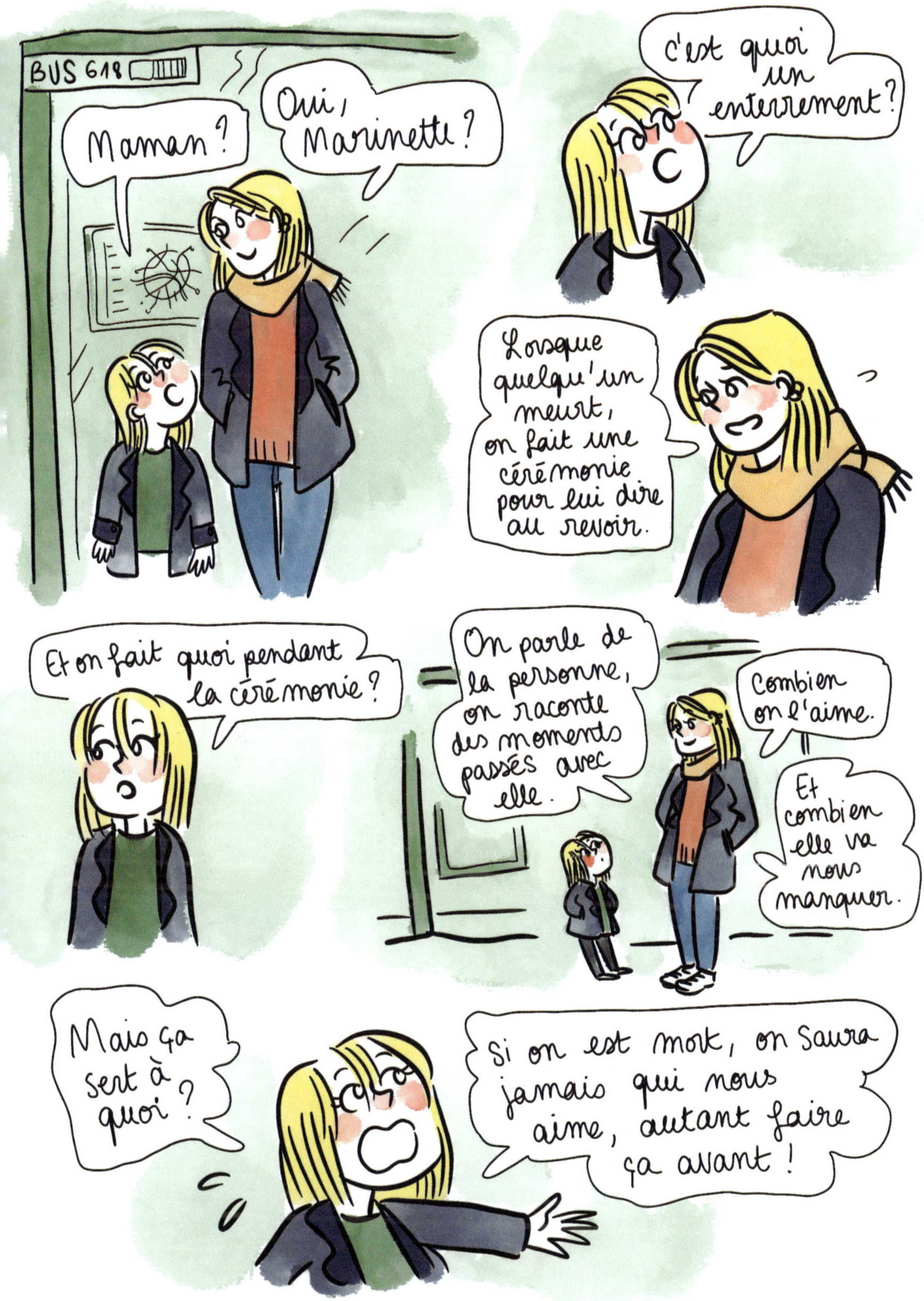
BUS 618
Maman ?
Oui, Marinette ?
C'est quoi un enterrement ?
Lorsque quelqu'un meurt, on fait une cérémonie pour lui dire au revoir.
Et on fait quoi pendant la cérémonie ?
On parle de la personne, on raconte des moments passés avec elle.
Combien on l'aime.
Et combien elle va nous manquer.
Mais ça sert à quoi ?
Si on est mort, on saura jamais qui nous aime, autant faire ça avant !

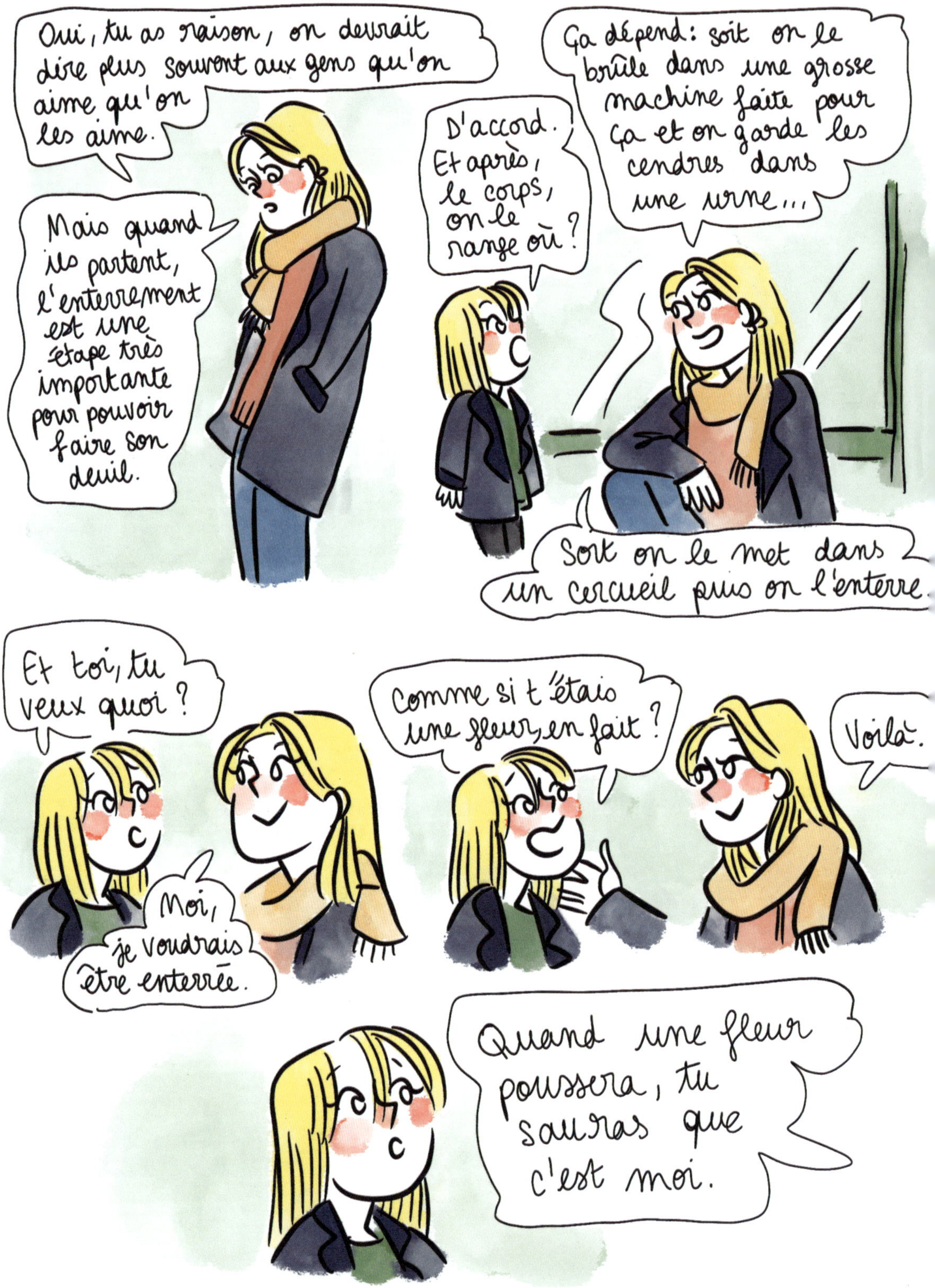
Oui, tu as raison, on devrait dire plus souvent aux gens qu'on aime qu'on les aime.
Mais quand ils partent, l'enterrement est une étape très importante pour pouvoir faire son deuil.
D'accord. Et après, le corps, on le range où ?
Ça dépend : soit on le brûle dans une grosse machine faite pour ça et on garde les cendres dans une urne...
Soit on le met dans un cercueil puis on l'enterre.
Et toi, tu veux quoi ?
Moi, je voudrais être enterrée.
Comme si t'étais une fleur, en fait ?
Voilà.
Quand une fleur poussera, tu sauras que c'est moi.

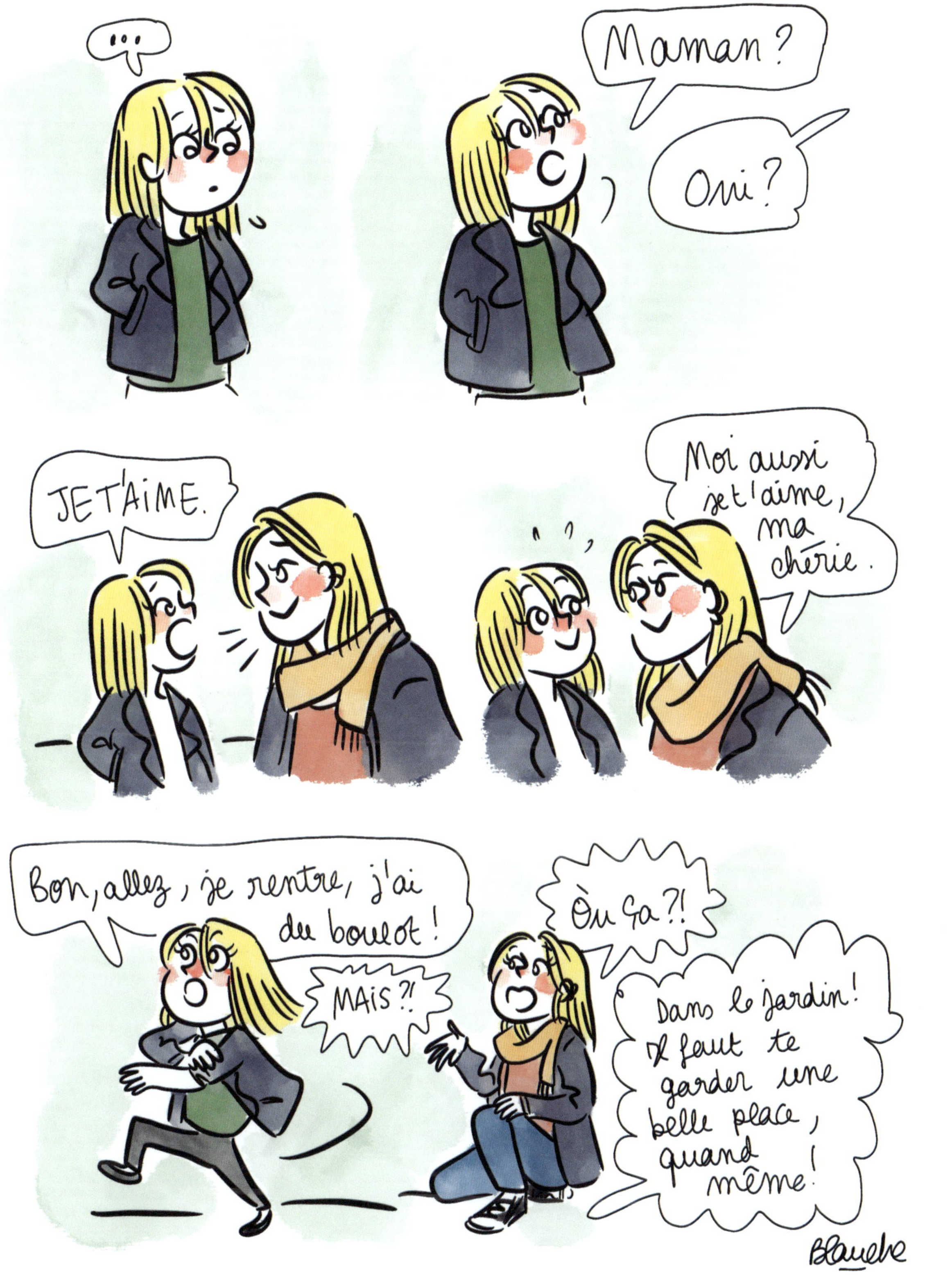
...
Maman ?
Oui ?
JE T'AIME.
Moi aussi je t'aime, ma chérie.
Bon, allez, je rentre, j'ai du boulot !
MAIS ?!
Où ça ?!
Dans le jardin ! Il faut te garder une belle place, quand même !
Blanche

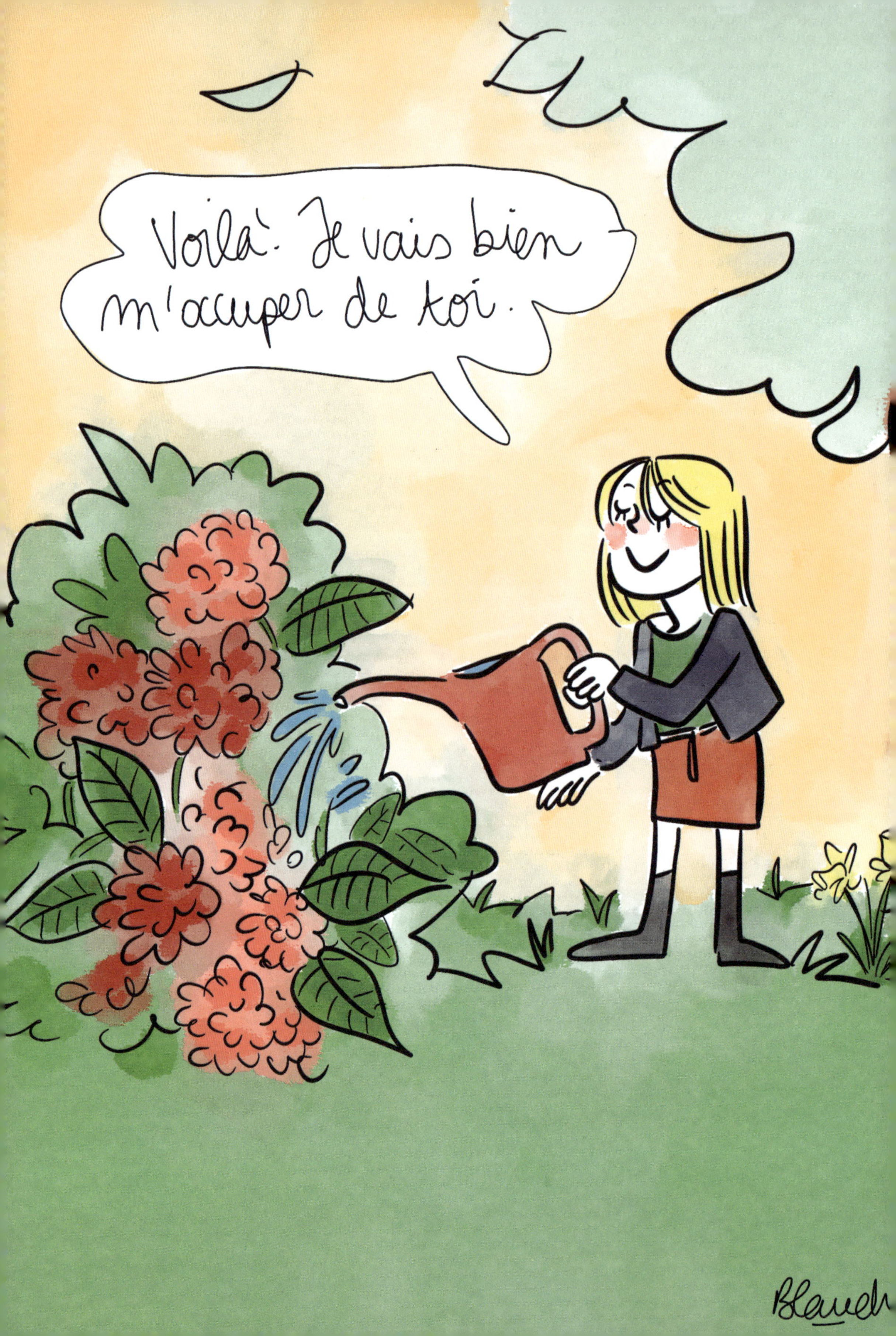
Voilà. Je vais bien m'occuper de toi.
Blanch

Les animaux

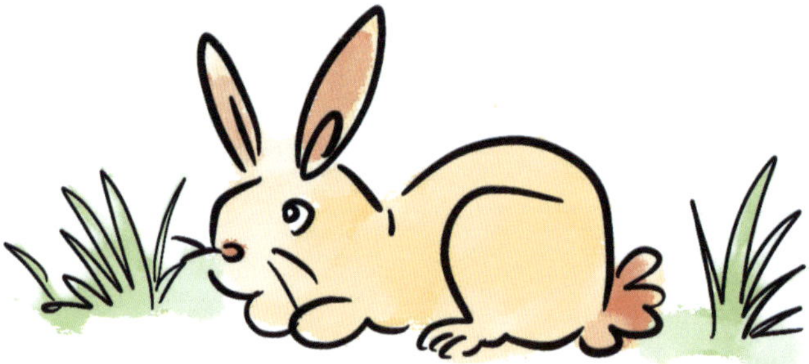

Marie

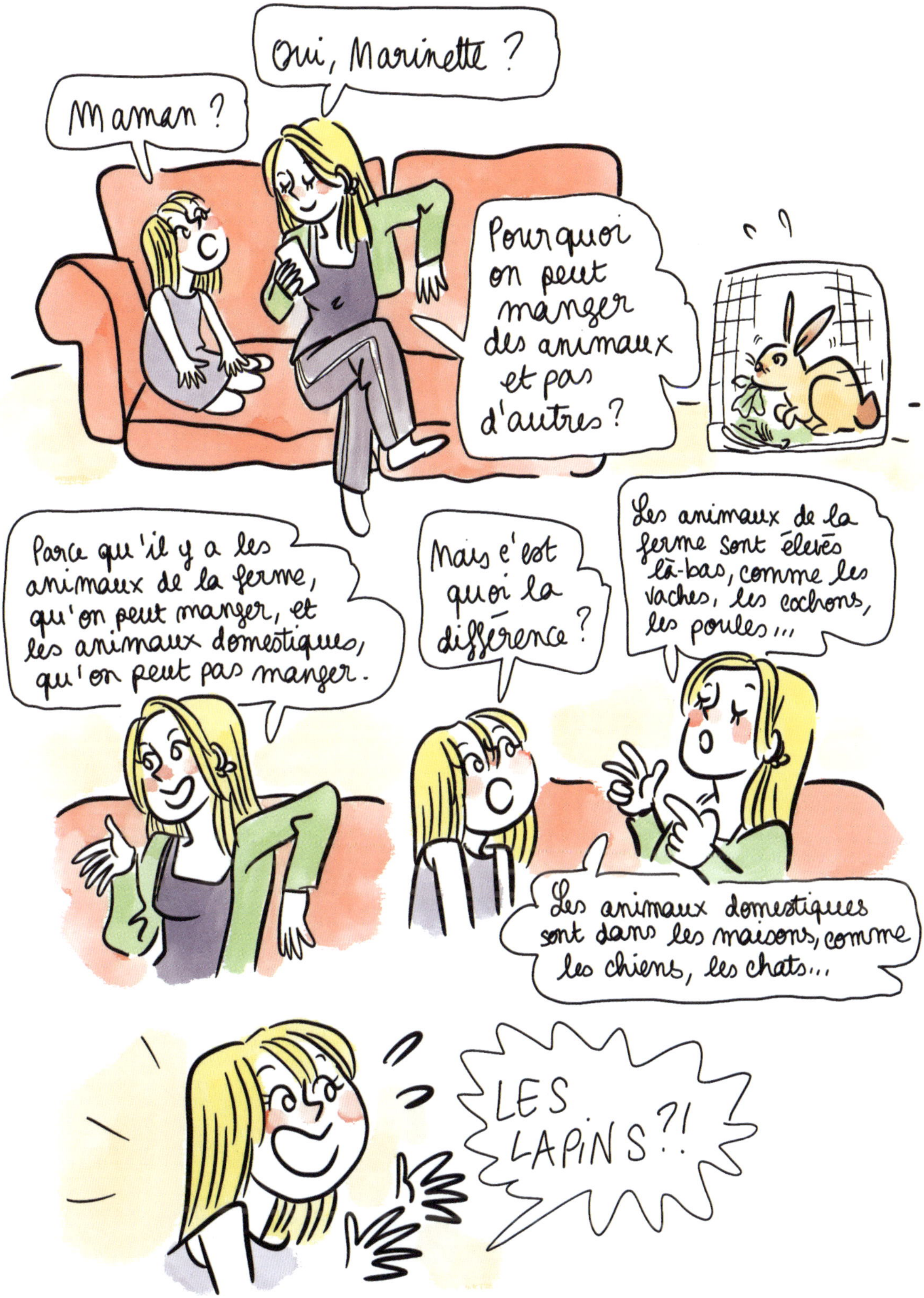
Maman ?
Oui, Marinette ?
Pourquoi on peut manger des animaux et pas d'autres ?
Parce qu'il y a les animaux de la ferme, qu'on peut manger, et les animaux domestiques, qu'on peut pas manger.
Mais c'est quoi la différence ?
Les animaux de la ferme sont élevés là-bas, comme les vaches, les cochons, les poules...
Les animaux domestiques sont dans les maisons, comme les chiens, les chats...
LES LAPINS ?!

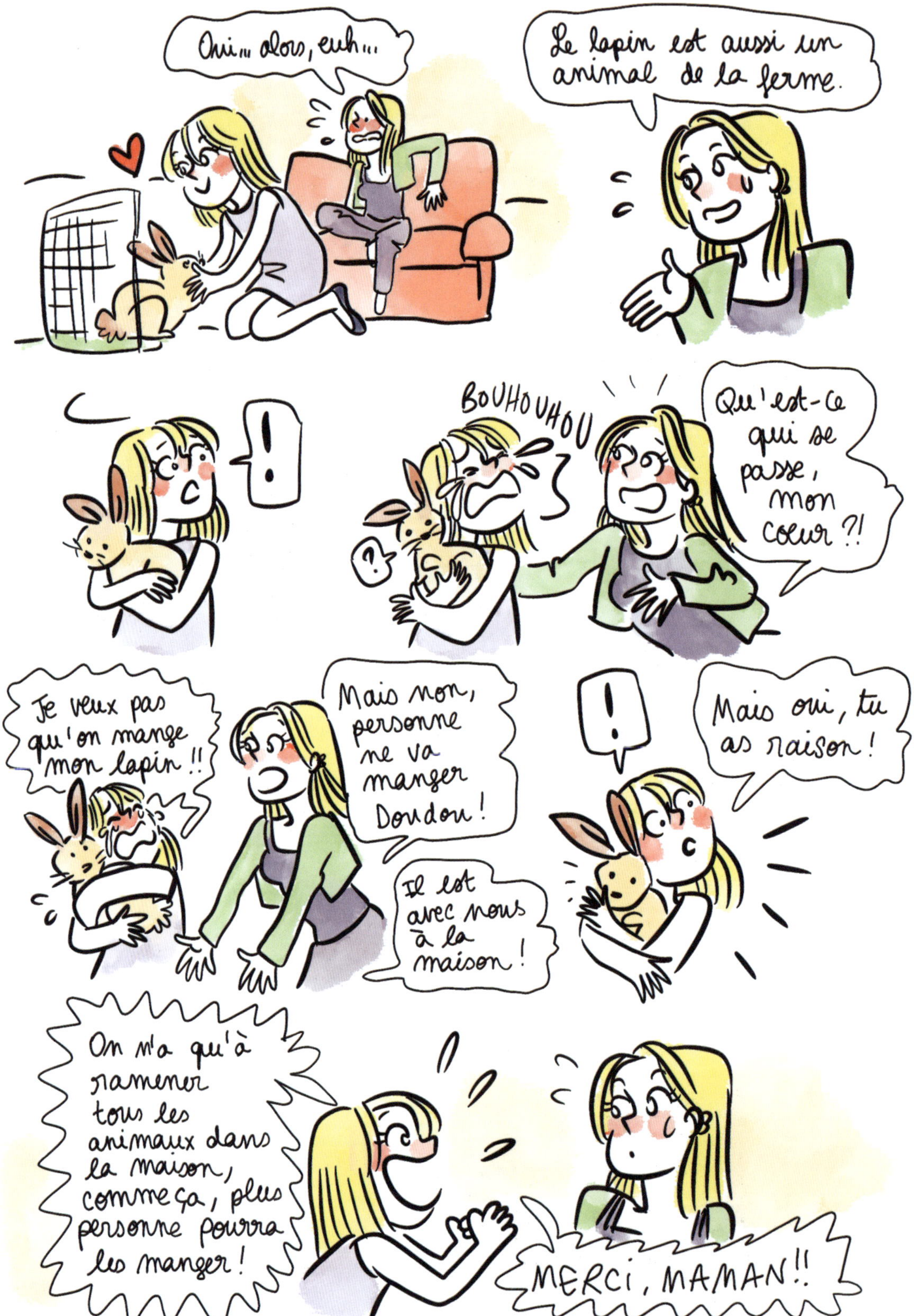
Oui... alors, euh...
Le lapin est aussi un animal de la ferme.
!
BOUHOUHOU
Qu'est-ce qui se passe, mon cœur ?!
?
Je veux pas qu'on mange mon lapin !!
Mais non, personne ne va manger Doudou !
Il est avec nous à la maison !
!
Mais oui, tu as raison !
On n'a qu'à ramener tous les animaux dans la maison, comme ça, plus personne pourra les manger !
MERCI, MAMAN !!

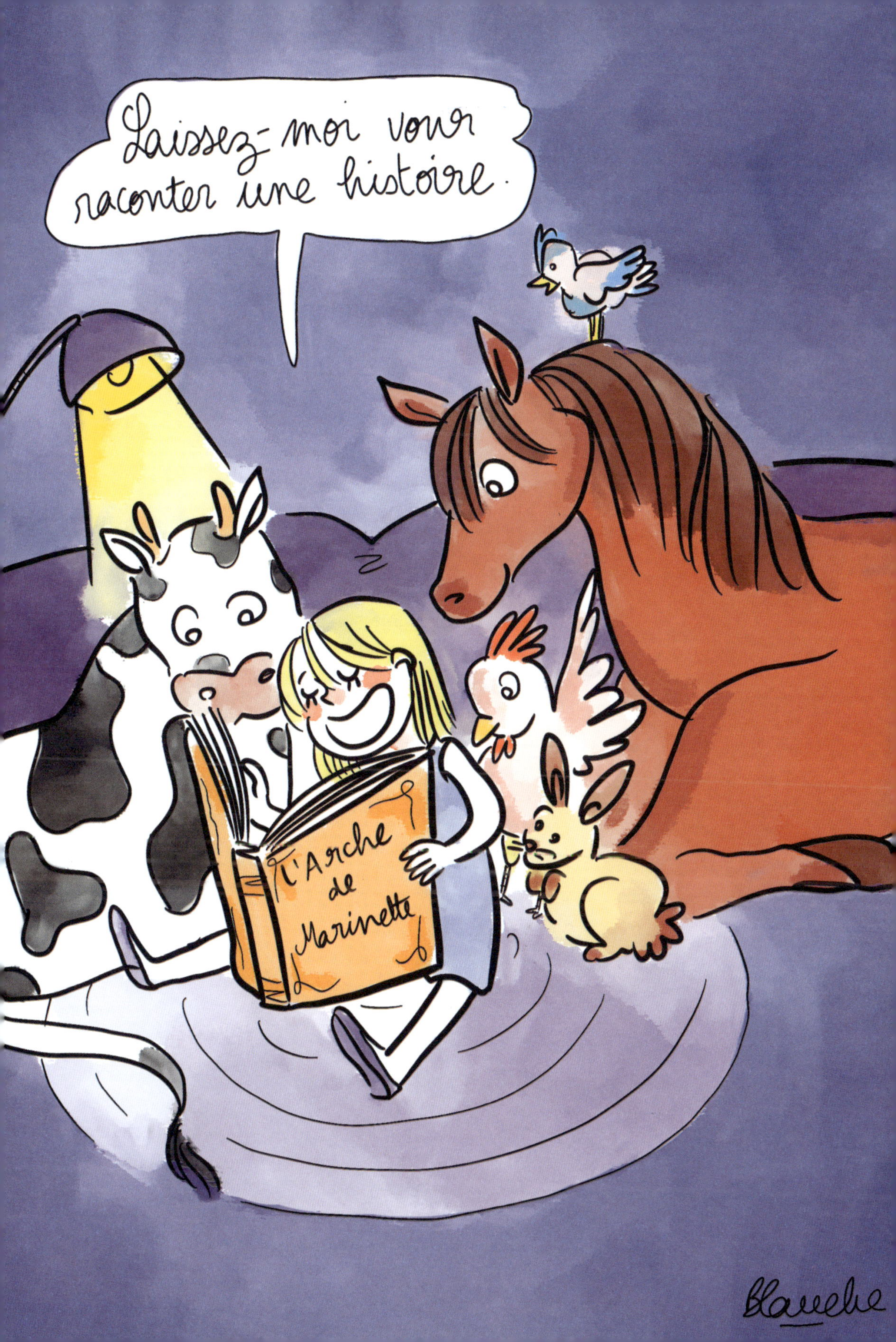
Laissez-moi vous raconter une histoire.
L'Arche de Marinette
Blanche

L'écologie

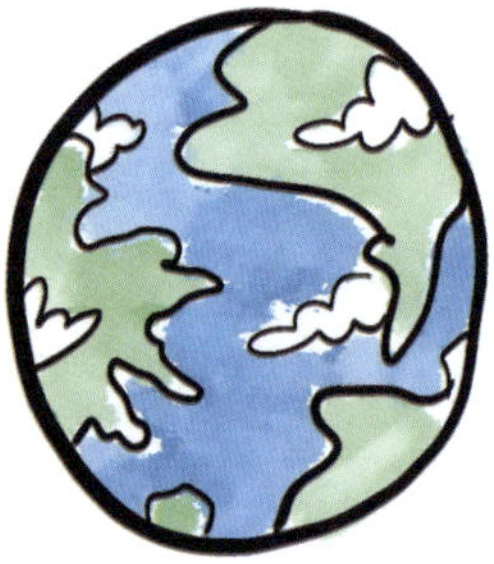

Marie A

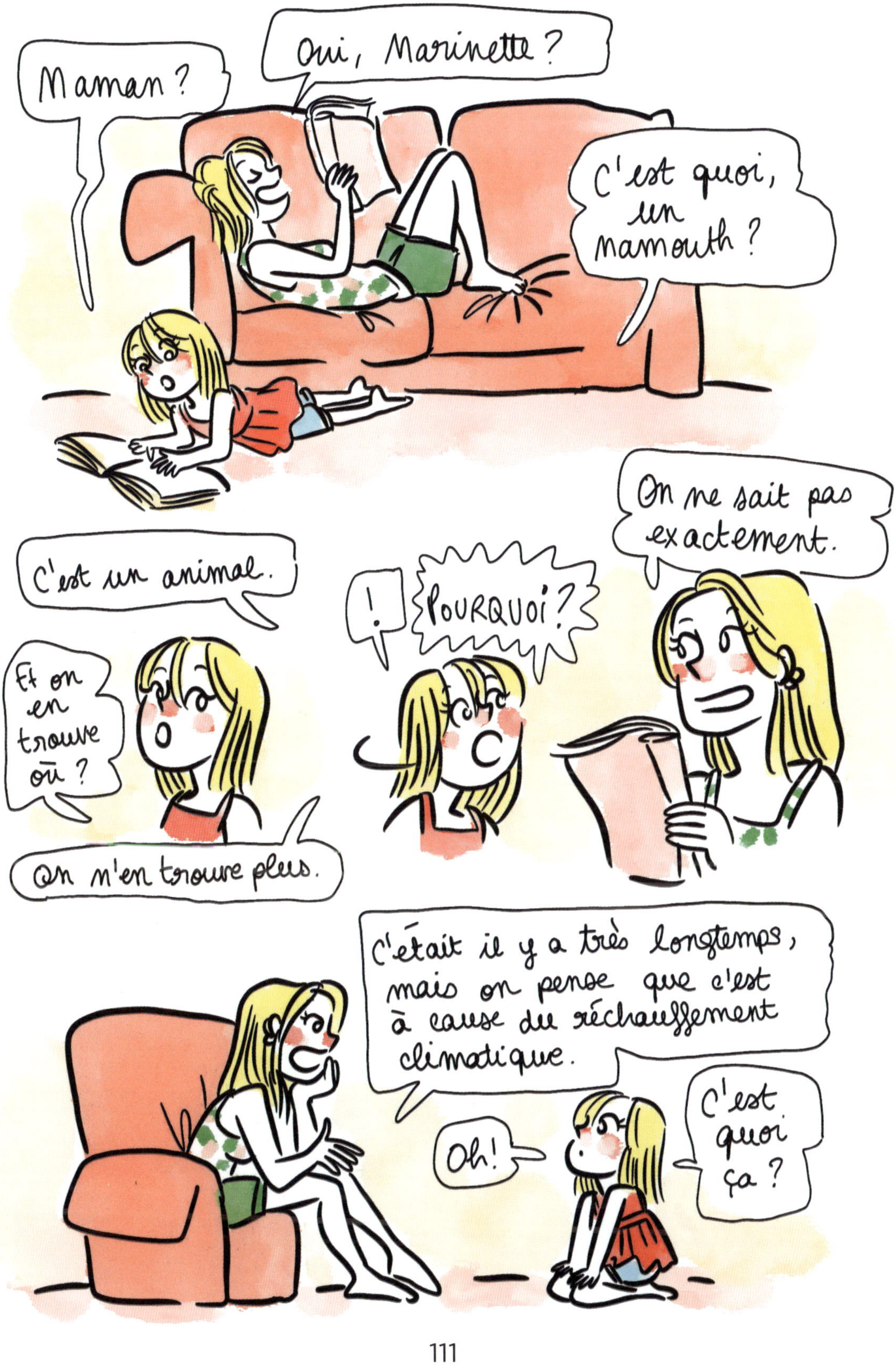
Maman ?
Oui, Marinette ?
C'est quoi, un mamouth ?
C'est un animal.
Et on en trouve où ?
On n'en trouve plus.
!
POURQUOI ?
On ne sait pas exactement.
C'était il y a très longtemps, mais on pense que c'est à cause du réchauffement climatique.
Oh !
C'est quoi ça ?

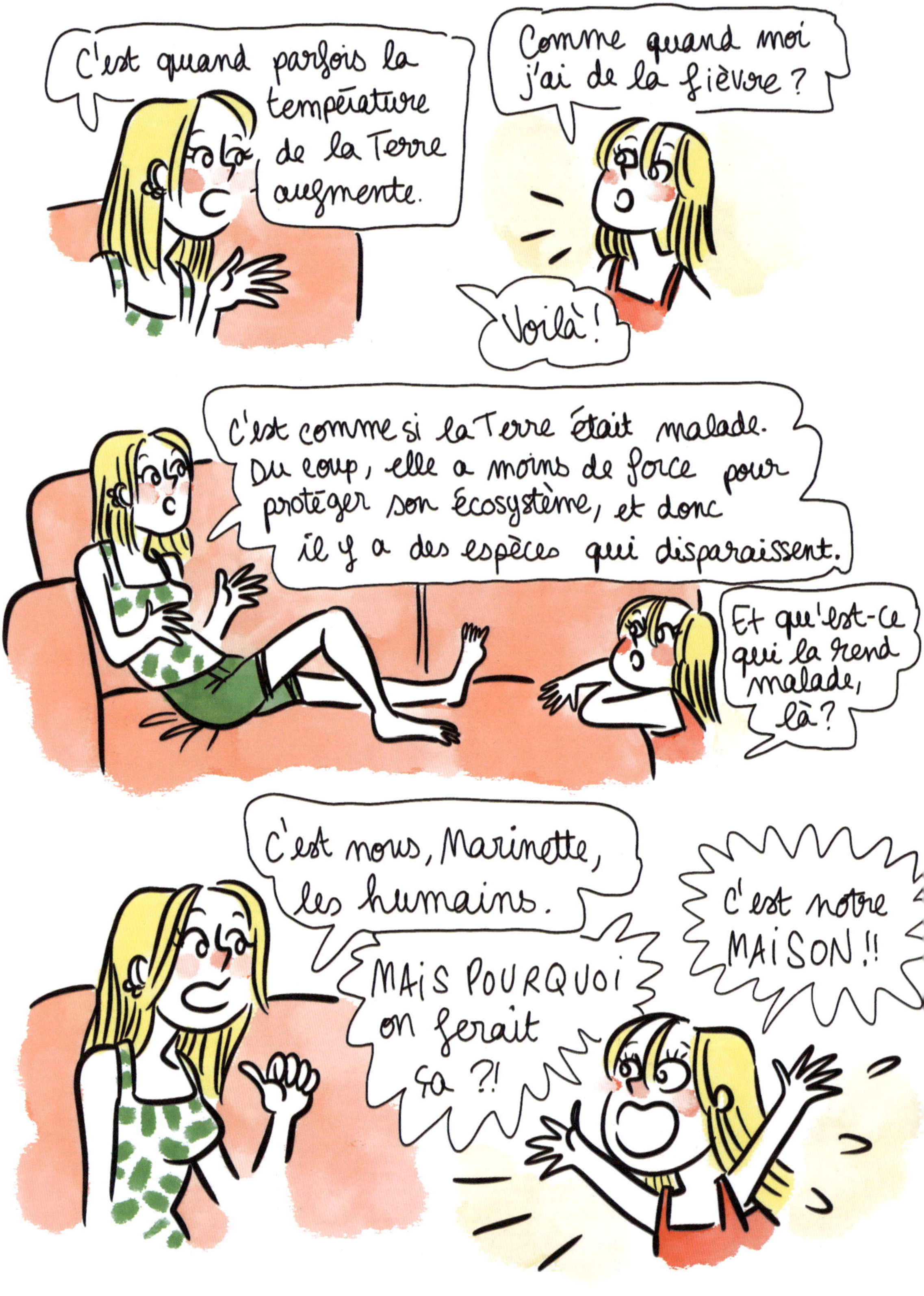
C'est quand parfois la température de la Terre augmente.
Comme quand moi j'ai de la fièvre ?
Voilà !
C'est comme si la Terre était malade. Du coup, elle a moins de force pour protéger son écosystème, et donc il y a des espèces qui disparaissent.
Et qu'est-ce qui la rend malade, là ?
C'est nous, Marinette, les humains.
MAIS POURQUOI on ferait ça ?!
C'est notre MAISON !!

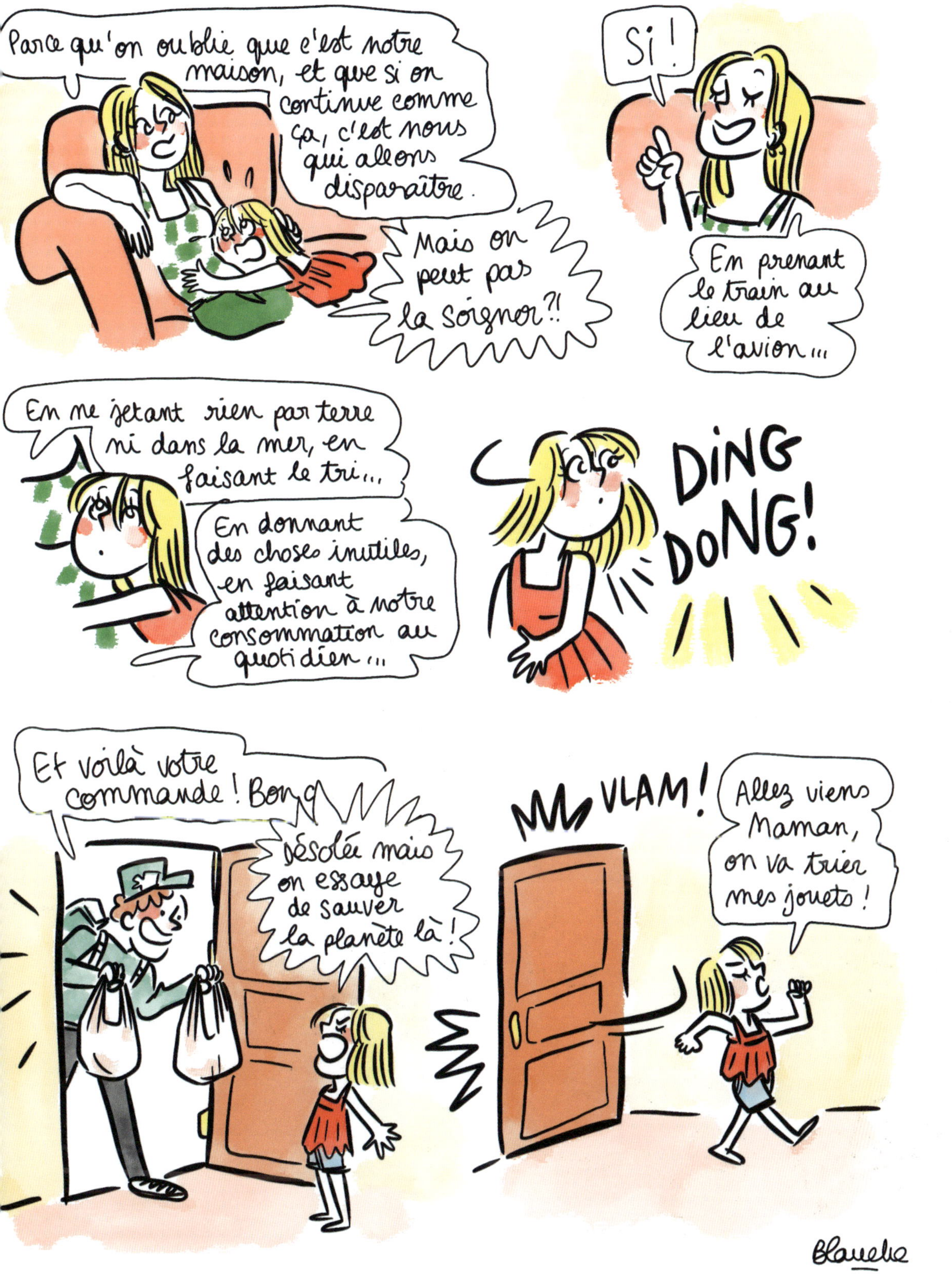
Parce qu'on oublie que c'est notre maison, et que si on continue comme ça, c'est nous qui allons disparaître.
Mais on peut pas la soigner ?!
Si !
En prenant le train au lieu de l'avion...
En ne jetant rien par terre ni dans la mer, en faisant le tri...
En donnant des choses inutiles, en faisant attention à notre consommation au quotidien...
DING DONG !
Et voilà votre commande ! Bon q
Désolée mais on essaye de sauver la planète là !
VLAM !
Allez viens Maman, on va trier mes jouets !
Blanche

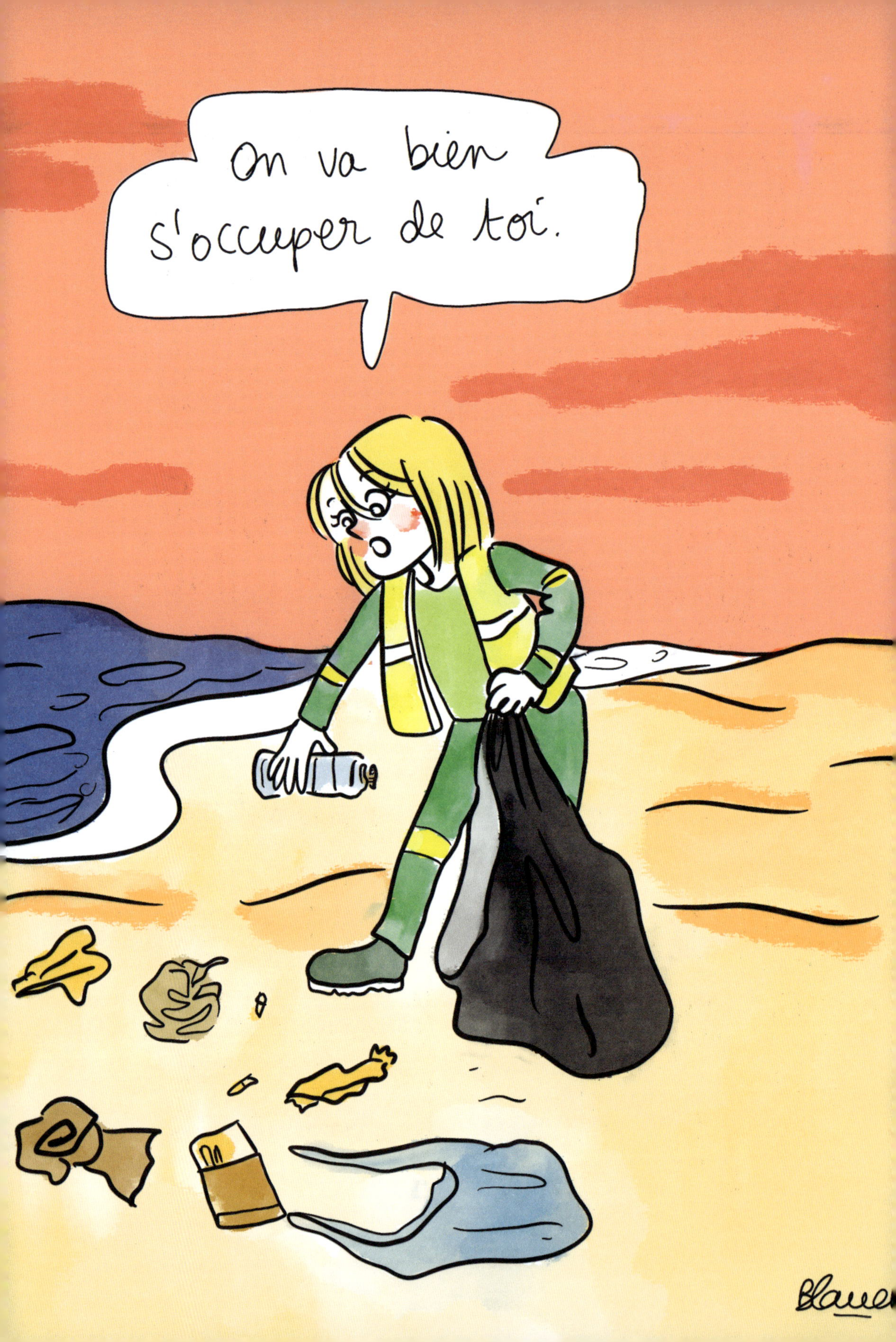
On va bien s'occuper de toi.
Blaue

Le chien

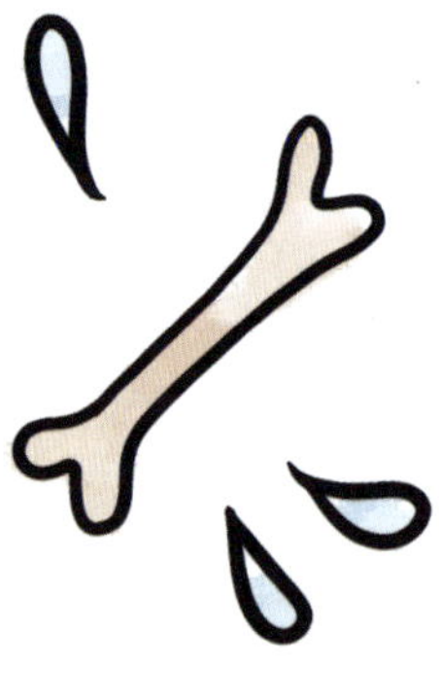

Marie M

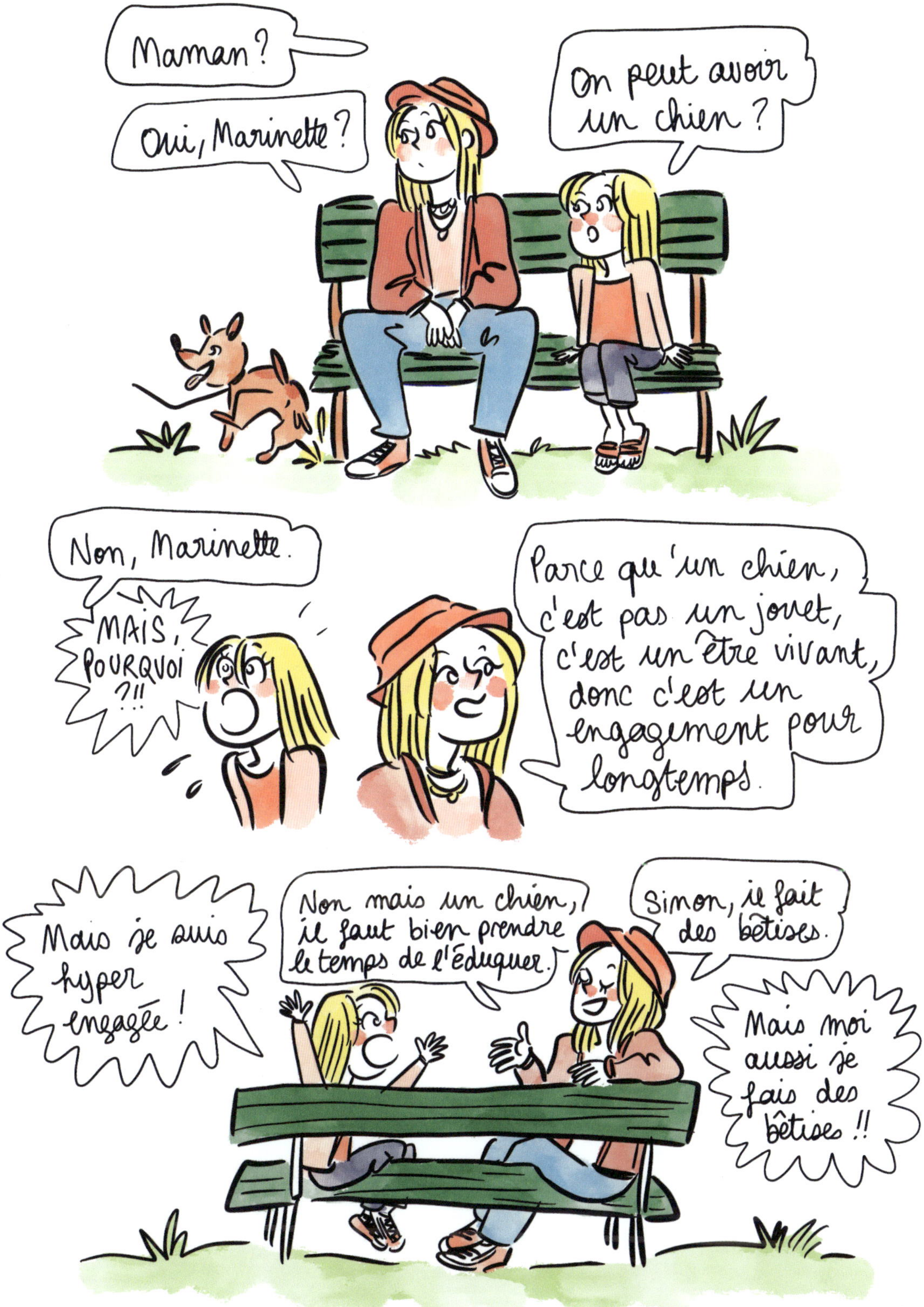
Maman ?
Oui, Marinette ?
On peut avoir un chien ?
Non, Marinette.
MAIS, POURQUOI ?!!
Parce qu'un chien, c'est pas un jouet, c'est un être vivant, donc c'est un engagement pour longtemps.
Mais je suis hyper engagée !
Non mais un chien, il faut bien prendre le temps de l'éduquer.
Simon, il fait des bêtises.
Mais moi aussi je fais des bêtises !!

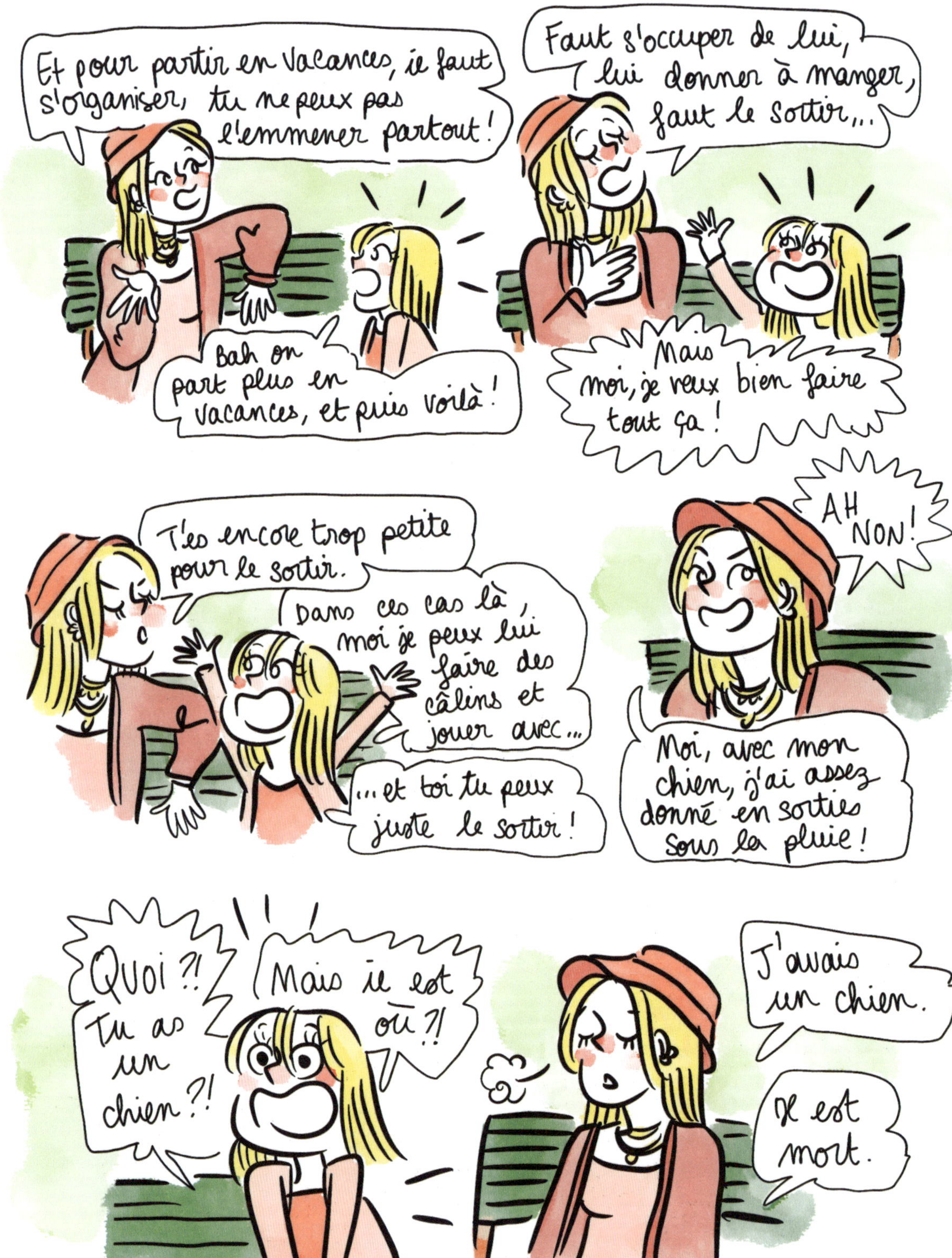
Et pour partir en vacances, il faut s'organiser, tu ne peux pas l'emmener partout !
Bah on part plus en vacances, et puis voilà !
Faut s'occuper de lui, lui donner à manger, faut le sortir...
Mais moi, je veux bien faire tout ça !
T'es encore trop petite pour le sortir.
Dans ces cas là, moi je peux lui faire des câlins et jouer avec...
...et toi tu peux juste le sortir !
AH NON !
Moi, avec mon chien, j'ai assez donné en sorties sous la pluie !
QUOI ?! Tu as un chien ?!
Mais il est où ?!
J'avais un chien.
Il est mort.

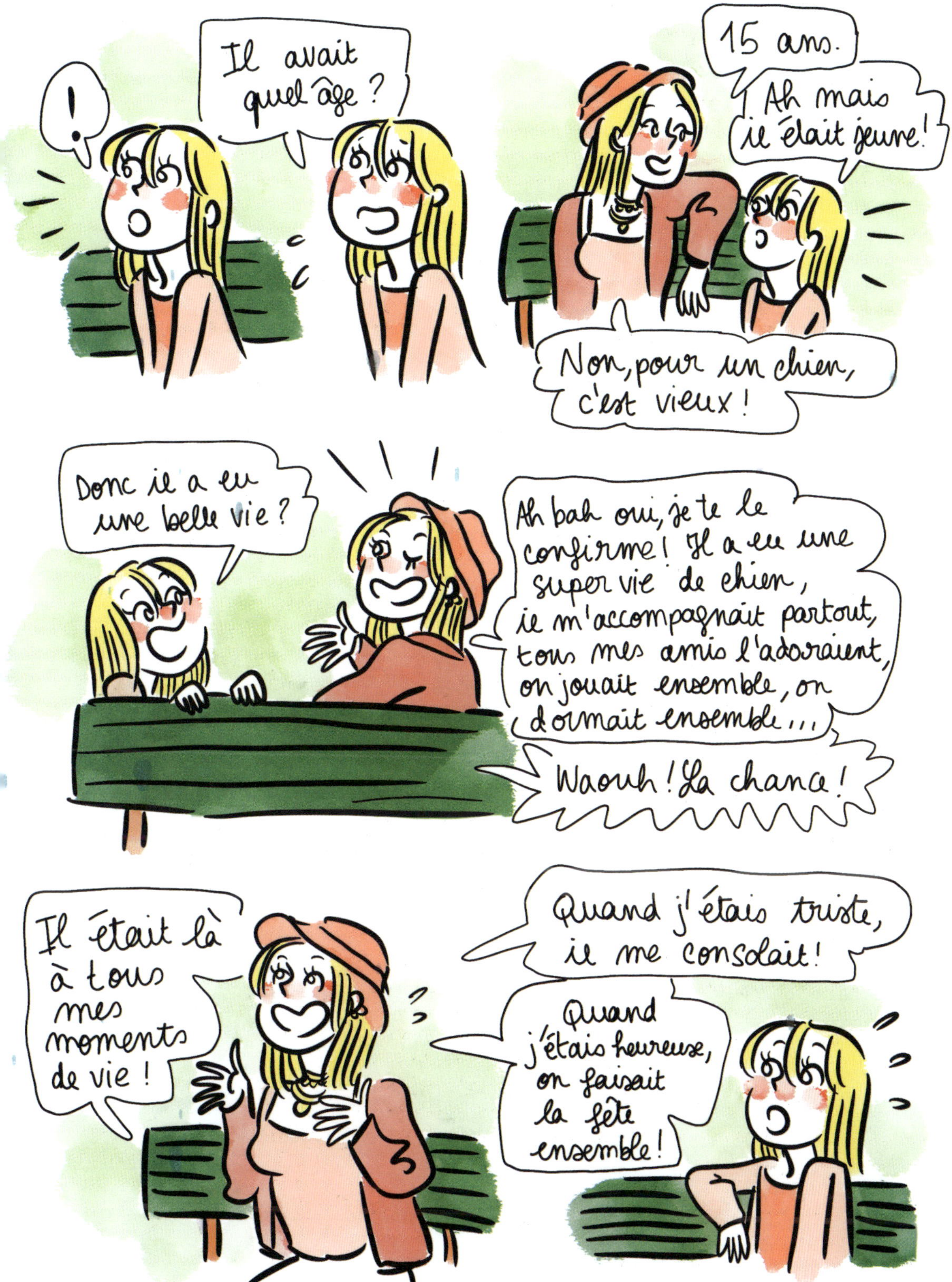
!
Il avait quel âge ?
15 ans.
Ah mais il était jeune !
Non, pour un chien, c'est vieux !
Donc il a eu une belle vie ?
Ah bah oui, je te le confirme ! Il a eu une super vie de chien, il m'accompagnait partout, tous mes amis l'adoraient, on jouait ensemble, on dormait ensemble...
Waouh ! La chance !
Il était là à tous mes moments de vie !
Quand j'étais triste, il me consolait !
Quand j'étais heureuse, on faisait la fête ensemble !

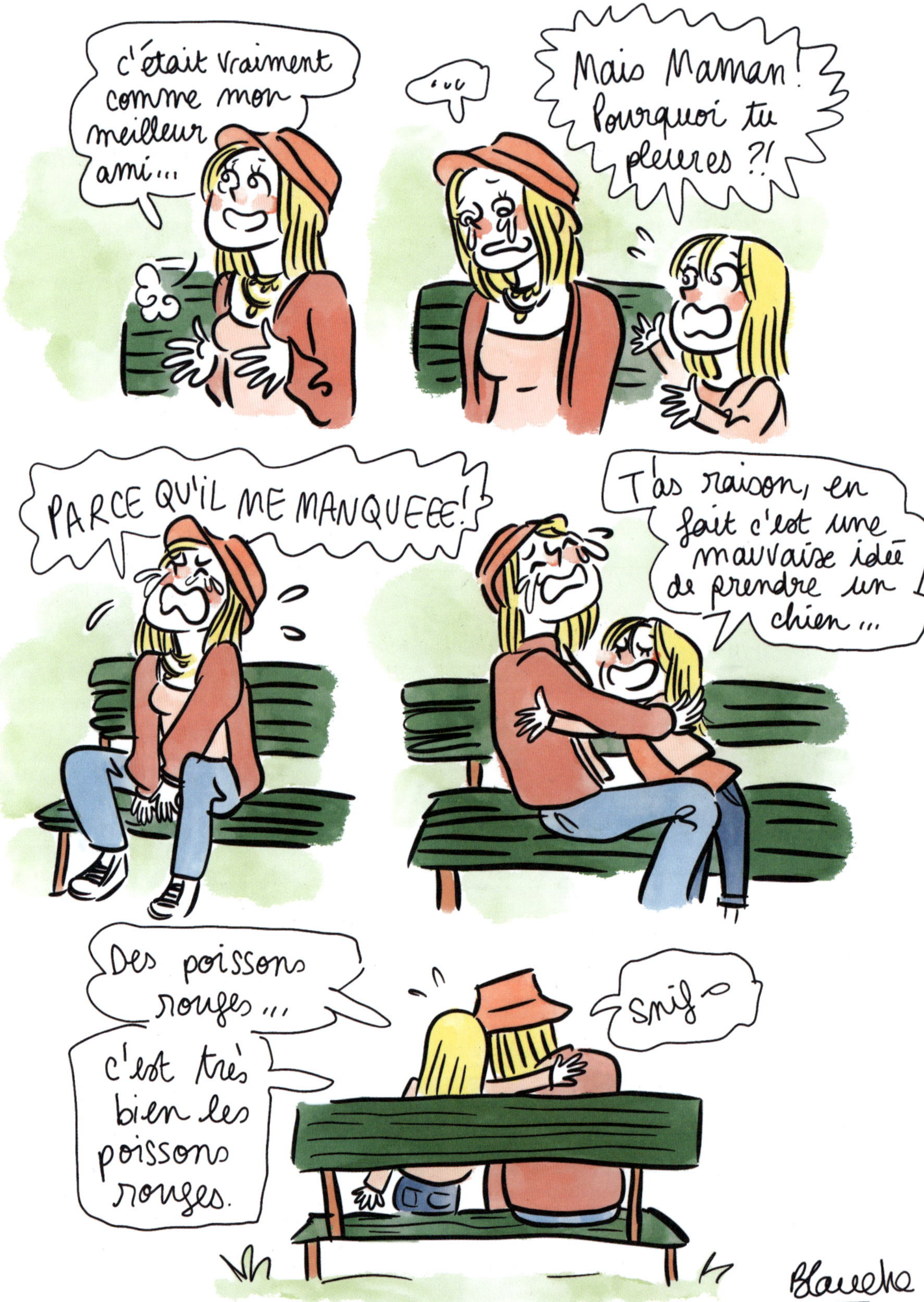
c'était vraiment comme mon meilleur ami...
...
Mais Maman ! Pourquoi tu pleures ?!
PARCE QU'IL ME MANQUEEE !
T'as raison, en fait c'est une mauvaise idée de prendre un chien...
Des poissons rouges...
c'est très bien les poissons rouges.
Snif
Blanche

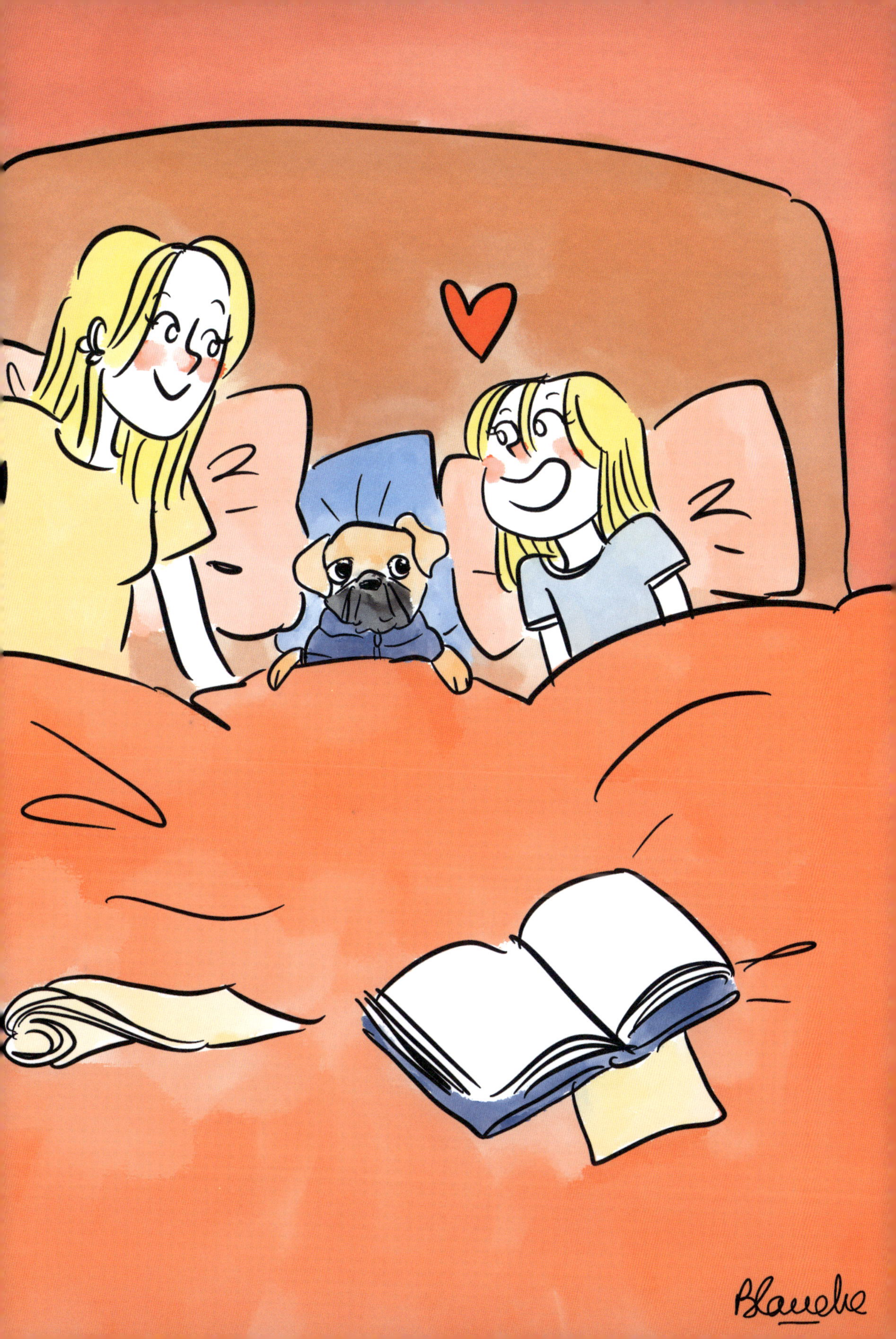
Blanche

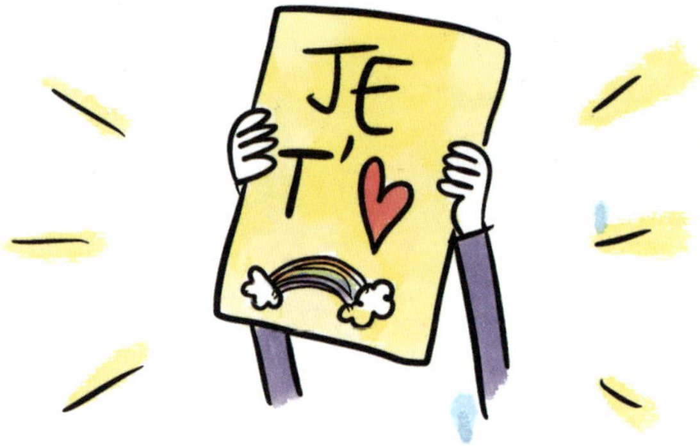
JE
T'♥

REMERCIEMENTS

Merci à vous qui prenez le temps de nous lire et merci à la petite Suzanne, qui faisait la queue dans la pharmacie et qui avec toutes ses questions m'a inspiré pour l'épisode du chien et m'a donné la force d'en parler.

Merci à mon équipe d'amour : Adélaïde Crestani et Lila Gallot-Khelfa (Agence MAMMA MIA), Aurélia Loncan (presse).

Merci Blanche, qui a si justement mis en lumière Marinette, telle que je l'imaginais.
Merci au label Les insolentes pour sa confiance et son accompagnement sur ce projet.

Marie Papillon

Merci Marie de m'avoir fait confiance et d'avoir cru en la jeune dessinatrice que je suis pour illustrer tes traits et ton histoire. Je suis honorée d'avoir pu faire ce livre léger et engagé avec toi !
Merci à mes parents pour leur soutien indéfectible, depuis les premiers gribouillis jusqu'aux dilemmes cornéliens de cursus.
Je vous aime.
À mes frères et sœur, à mes amis agents autoproclamés qui suivent mon travail depuis si longtemps.
À Victor qui m'a tant encouragée à me lancer.
Merci à nos éditrices Marie et Mathilde.
À tous ceux qui n'ont jamais douté, alors que je ne savais plus moi-même où j'allais.

Merci de tout cœur.

Blanche Sabbah

58, rue Jean Bleuzen – 92178 Vanves Cedex

Pour l'éditeur, le principe est d'utiliser des papiers composés de fibres naturelles, renouvelables, recyclables et fabriqués à partir de bois issus de forêts qui adoptent un système d'aménagement durable. En outre, l'éditeur attend de ses fournisseurs de papier qu'ils s'inscrivent dans une démarche de certification environnementale reconnue.

Direction : Catherine Saunier-Talec
Responsables de projet : Marie Naudet et Mathilde Noizet
Mise en page : Elisa Santos
Relecture : Clémentine Sanchez et Else
Fabrication : Amélie Latsch
Responsable partenariats : Dana Lichiardopol (dlichiardopol@hachette-livre.fr)

Dépôt légal : septembre 2021
44-2741-7/01
ISBN : 978-2-01-710129-1
Imprimé en Italie par Rotolito S.p.A.

PAPIER À BASE DE FIBRES CERTIFIÉES

hachette s'engage pour l'environnement en réduisant l'empreinte carbone de ses livres. Celle de cet exemplaire est de : 1,28 kg éq. CO_2 Rendez-vous sur www.hachette-durable.fr

Certifié PEFC
Ce produit est issu de forêt gérées durablement et de sources contrôlées
www.pefc.it
PEFC
PEFC/18-31-103

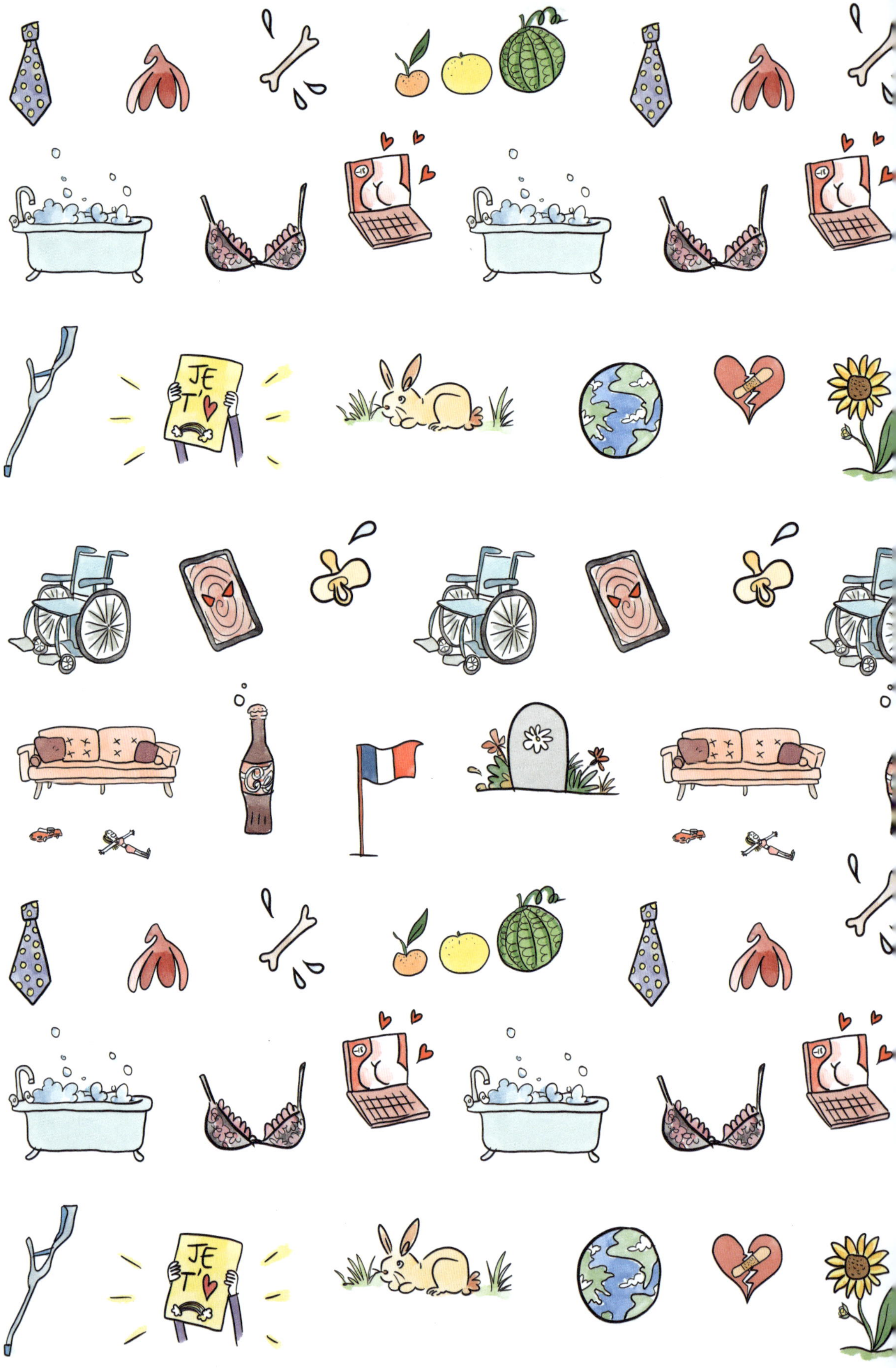
JE
T'